用到100歲的膝蓋

100年ひざ

全世界最懂膝蓋的醫師，
親身實證不動刀不吃藥的
膝關節自癒復活術

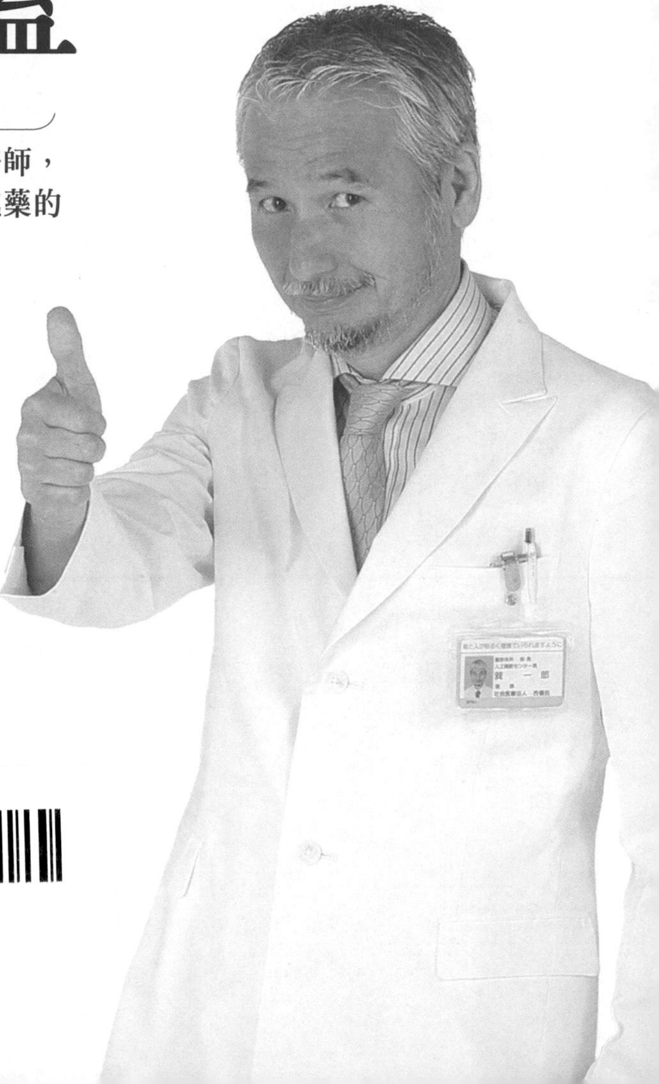

巽一郎　著

前序

巽式．「膝蓋的五個原則」

大家好。我是專門研究膝蓋關節的骨科醫生巽一郎。

二〇一九年十一月在拙作出版後，中文版《一百歲也能行走自如》於二〇二三年十二月出版，收到超過三百封的讀者來信提問和很多的感謝信。因此這本書，我除了會回答之前來信中特別多人問到的問題之外，內容也會充分著重在「膝蓋」這個焦點，希望能讓更多有膝蓋疼痛困擾的人看到本書。

在本書，我除了會回答很多人都提出的問題，也會跟大家說說這幾年我在診療時的全新發現，還會告訴大家最好能加進平日自我保養中做的事情。

從我決定只診療關節開始到現在，已經過了十七個年頭。

每天，跟有膝蓋困擾的人說話之後，我常會覺得，如果想在這個百歲人生時代活得像樣、活得輕鬆，「膝蓋」實在太重要了。隨著年紀增長，很多人都有「膝蓋」的問題。如果這本書能幫忙解決這些問題，那真的太令人開心了。**有件事我覺得很**

不可思議，那就是原本爲了解決膝蓋問題而採取很多行動，卻沒想到在行動的過程中，竟然也找到解決其他健康相關問題的線索。

為了讓您在看完本書之後覺得「看了這本書真是太好了」，我會在本書加入其他地方恐怕不太有機會能獲得的資訊，告訴大家如何打造出「用到一百歲的膝蓋」的方法。

此外要回覆《一百歲也能行走自如》一書的讀者提問，本書也會提到一些比較專業的內容。如果看到那些內容覺得有點難度，可以跳過，因為那些也只是一些用語罷了。

不過，如果是想要治好膝蓋困擾的人，請至少一定要理解本書介紹的四個不中斷的方法和停止症狀治療，這「五個原則」。

在愛知縣一宮市也仍然持續「巽式．保守療法」

首先，在進入主題前，請容許我介紹一下自己。我是大家公認的「有點獨特的醫生」，為了讓「首次認識我」的讀者也能輕易的閱讀本書，我想先跟大家說說我在診療還有生活方面的基本想法。

我在一九六〇年出生於關西，今年六十三歲。因為出生在關西，所以我說話常會混著關西方言。雖然之前我在關東生活過十五年，不過說話時我的關西方言還是會常跑出來。

二〇二〇年五月，我因為母親得了路易氏體失智症（dementia with Lewy bodies, DLB）的關係，將診療場所從神奈川縣的湘南鎌倉綜合醫院，搬到愛知縣一宮市的一宮西醫院人工關節中心。為了讓母親能在擁有木曾川豐富自然資源的一宮市恢復她的身體，所以離開了我非常喜歡的湘南。

我的父親在我小學時就過世了，由母親獨力守護養育著我和小我二歲的妹妹，還有祖母（父親的媽媽），所以我一心希望能治好母親的失智症。

我的患者以高齡者居多，裡面也有已經超過九十歲卻仍十分有活力，想要動膝蓋手術的人。和他們談話可以知道他們完全沒得失智症，所以我都會請教這樣的患者「一直以來是怎麼樣過生活的」以便蒐集資訊。

從蒐集來的資訊當中，我感覺，生活中一直接觸著土地的人，比較少得失智症。所以我本著自己做的田野調查去挑戰很多方法，來應對母親的失智症。

我「不立即幫人動手術」的理由

無論是我在湘南的時候，還是在這裡，來找我看診的患者，都遠從日本各地而來，也有從海外來的。愛知縣這個地方大約位在日本地圖正中央的位置，所以自從我搬來一宮西醫院之後，有不少患者很高興的跟我說「以前要去鎌倉找您看病好遠，現在來這裡近多了」。

無論以前或現在，對於專門研究膝蓋關節的我來說，只要能夠實踐最完善治療計畫的環境，不管場所怎麼變，我的診療也不會變。

雖然我會不斷提升手術方面的技術以跟上世界水準，但最重要的「診斷、基本的治療」沒有改變。

面對有膝蓋困擾的患者，我會傾聽他說話，和他一起找出原因，解決他的疼痛。這是很單純的事，沒什麼好改變的。

「不立即動手術」，也是因爲一直以來，我看到不少患者即使軟骨已經都沒有了，也能讓它再次「復活」的事實。對此我也感到相當驚訝。能找出膝蓋漸漸惡化的原因，去面對它、戰勝它的人，會自己治好它。這真的是我從很多患者身上學到的事。

但即使如此，強迫大家接受這個想法也不太好。所以對於不想面對原因的人我不會勉強他。而對於沒時間的人，我會幫他動手術以克服問題。我現在還是很喜歡動膝蓋手術，毫無疑問。只要有必要，我一定會完成最棒的手術。

後面的章節我會詳細說明，持續有很多人，即使沒有動手術只用「巽式・保守療法」所提的四個方法，就能擺脫疼痛，像以前一樣走路、活動。

這些克服了疼痛，不用再治療的患者，幾乎原本都認為，想要擺脫疼痛，像以前那樣走路的話「非得動手術不可」。他們不是自己隨便就這麼想，而是之前去看病，醫生這樣告訴他們的。然而，只要改善讓膝蓋變差的「原因」，就能不再疼痛、活動自如的話，就沒必要動手術了。

一定會對「初診」患者說的話

在一宮西醫院，我會對來我這看病的初診患者以及跟他們一起來的家人，安排大約1小時的「**初診膝蓋說明會**」。

我會告訴他們膝蓋惡化的原因和看了X光片後的看法，還有關於不動手術治療膝蓋的「保守療法」和「動手術」這兩者各自有什麼優缺點，讓患者能夠自行判斷。這麼做是為了讓難以決定要選哪種方式的人，在我跟陪同他前來的家人及患者本人討論過之後，能夠選出要用什麼治療方法而開的一個說明會。

在「初診膝蓋說明會」，我會先告訴他們「不用動手術治好膝蓋疼痛的四個方法」，還有「不要症狀治療，要採取根源治療法」。

聽完這些說明之後，我會回答他們幾個簡單的提問，然後就進入個別看診。

個別看診時，我主要會聚焦在引起該患者膝蓋疼痛的最大原因。然後提議幾個可以克服的方法。

患者不需要當下就決定要不要動手術，我會先請他做三個月的「作業」之後，再預約複診。

在做「作業」的過程中，疼痛感已減到剩初診時一半以下的人，大概再努力三個月，就會和膝蓋疼痛說再見。如果疼痛感連一成都沒減少的人，我會和他一起思考原因。看看是不是要再做一次保守療法，還是決定動手術。

這和我在湘南醫院時的治療方針一樣，但是現在也仍有患者從北海道、東北、關東，或是從新潟、關西、四國、九州，拄著拐杖或坐輪椅來找我看病。

近來，聽了「初診說明會」之後，採取保守療法的患者，大約有六十%在做了三～六個月之後就能告別疼痛。決定動手術的佔了複診患者的五～十%。而有三十%的人，在三個月之後複診時，會想要「再努力一下」，並預約下次複診，再次回去做保守療法。

我提議的保守療法，內容只有「四個不中斷的方法」和「不做症狀治療」。很多患者這麼做之後從此就告別了膝蓋疼痛。我希望能將這些方法完整的寫進這本書裡，可以讓到現在已經等了大半年的新病患，能夠不用來排隊看診。

被告知「只有動手術一途」的人，能夠不用動手術的「保守療法」

這四個「保守療法」，希望能讓「害怕將來膝蓋會痛，沒辦法走路」、「常常一走路膝蓋就會痛，但好像還不到要去醫院看病的程度」的人，用來當作「預防方法」或「預防變重症、再復發的方法」。

此外，有些來看病的人，一開始就滿心認為要動手術，這樣的人如果能好好的去做這四個方法，也能在術後快點復原，早點恢復快活。

說這麼多就是要告訴大家，保守療法連對已有心理準備要動手術的人都有效果，

所以如果想打造「用到一百歲的膝蓋」，沒有比這個更好的方法了。我會將這些方法仔細的寫在本書介紹給大家。如果認真照著去做，大約三～六個月就能看到效果。

如今，我自己也在新天地・一宮市，培養我的「百歲體力」。

我希望有膝蓋疼痛或走路困難而感到煩惱的人，即使多一個人也好，能引導他去做根源治療。我想讓更多的人，將眼光放在去找出現代醫療已不關心的「根本原因」，用自己的力量去了解變健康的單純法則並執行。

因為我還有想做的事情，所以覺得要保持健康才行，因此在一宮市，我住在身心都比以前舒適許多的家，充實的過著每一天。我買了一間傳統的木造老宅，開始種田。保有和母親相處的時間，睡在用天然建材整修的家，耕田、感謝能有安全的食物然後享受它……等，非常珍惜這種極為簡樸的生活日常。

為了能夠健健康康、心情愉快的，重視並用心的「款待」每一位患者，我也非常注意自己的身心健康和日常生活。在本書我也想跟大家聊聊這些話題。

好了，前序先寫到這裡。

接著就從介紹「膝蓋關節」對我們有多重要，開始進入主題。

目錄

● **了解膝蓋疼痛的原因——33**

第二章

歡迎來到軟骨復活劇場

第五章 退化性膝關節炎的醫療

第一章

健康長壽的關鍵在於「膝蓋」

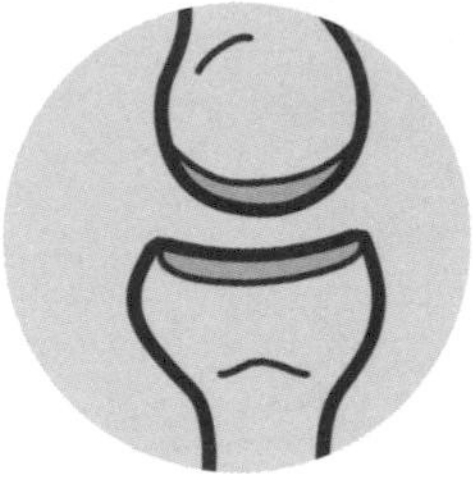

一萬四千人的「膝蓋」教會我的事

維持人類活動的「膝蓋」

由於我是骨科醫生，因此以前我也曾診療腰部或手腳方面的損傷或疾病。不過，從二〇〇六年開始到現在，這十七年的時間，我只診療「膝蓋關節」。

到目前爲止，我大約診療過一萬四千人的膝蓋，動過大約五千三百個手術。每天，我研究著全世界有關治療膝蓋的文獻等，真的是過著每天「只看膝蓋」的日子。

從二〇〇六年到二〇二〇年，我都在位於神奈川縣的湘南鎌倉綜合醫院，擔任人工膝關節中心長。事實上在中心開設當時，我都還認為因為退化性膝關節炎造成的內側關節軟骨完全磨損，骨頭會互相碰撞的人「只有動手術」一途。

現在的我想法一百八十度轉變簡直像另一個人。會有這麼大的改變是因爲我看到，即使是退化性膝關節炎已進展到中期以上的人，在做了保守療法之後，當中有很多人的膝蓋都不再疼痛，而且能走了。

即使軟骨都沒了，膝蓋也能復活——這是在我診療過多位患者後，從他們身上了解到的事實。

人的身體約有二百六十個關節，膝蓋關節是當中負荷相當重的負重關節。它擔任人們走路、動作、從事活動時的重要角色，只有膝關節好好的運作，人們才能隨心所欲安心的動作。

剛成為骨科醫生時，我整個人都埋首在「髖關節」這個身體最大關節的手術中。髖關節位在離皮膚很遠的深處，所以剛開始對我來說是很困難的手術。而膝關節就在皮膚下方，所以當時我認為它應該是很簡單的手術。

結果事實正好相反，動了髖關節手術的患者，只要裝上人工關節，疼痛就能馬上消失，身體會變得很輕鬆。而動膝關節手術的患者，有的人的狀況會好很多，有的人會殘留些許疼痛，有的人膝蓋的彎曲會不順，這讓我實際感受到，動完膝蓋手術要馬上看到效果是件難事。

連接了圓球和髖臼的髖關節，除了能讓我們彎曲、伸展之外，也能讓腿向外側張開，或向內側扭轉。動作的自由度很高，所以即使受到衝擊，也能有各種避掉衝擊的方法，可說是比較「不容易壞」的關節。（因此也會有脫臼這個可怕的陷阱等著）。

而膝蓋關節，雖然只能單純的做彎曲、伸展這二個方向的動作，但是它非常精巧，容易直接受到衝擊，比髖關節更「容易壞」。因此可以理解為什麼隨著年紀增長，來看膝關節的患者比來看髖關節的患者還多。

我被膝蓋的精緻、靈巧深深吸引，因此一頭栽入膝關節的治療中。

在我動過越來越多的手術之後，漸漸了解到膝關節並非單純的只能「伸展」和「彎曲」而已。接著要說的會比較專業，膝關節在關節快要完全打直前，膝蓋以下（小腿）會外旋（往外側旋轉）大約十五度左右，膝蓋彎曲到大約超過一百二十度的地方開始，小腿會內旋（往內側旋轉）。膝蓋的關節會以內側的大腿骨內髁為中心，做旋轉運動。（左頁圖）大腿骨外髁在跪坐時，會往後方脫臼。

膝關節的運動

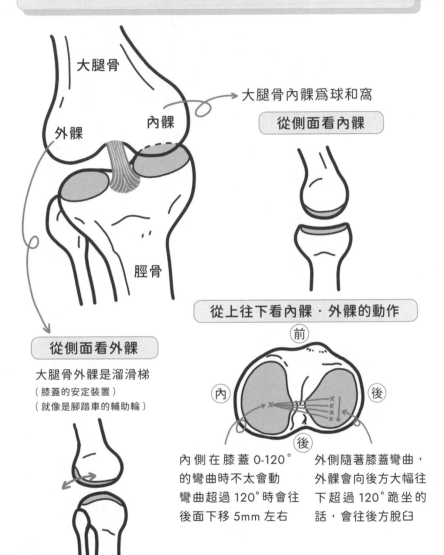

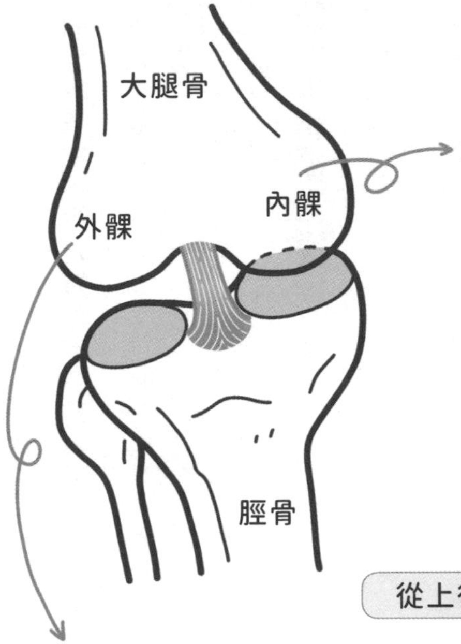

大腿骨內髁爲球和窩

從側面看內髁

從上往下看內髁・外髁的動作

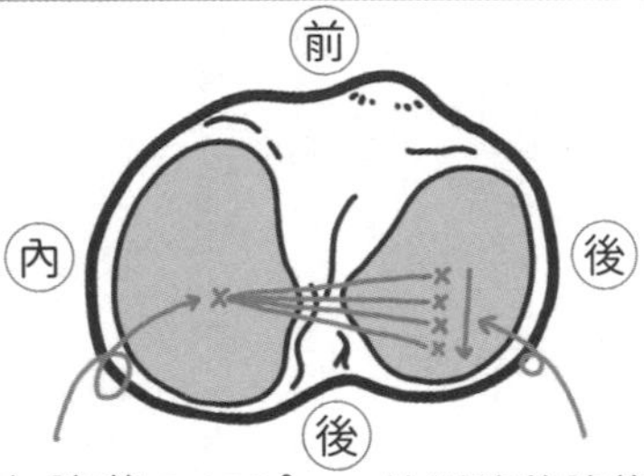

內側在膝蓋 0-120°
的彎曲時不太會動
彎曲超過 120°時會往
後面下移 5mm 左右

外側隨著膝蓋彎曲，
外髁會向後方大幅往
下超過 120°跪坐的
話，會往後方脫臼

從側面看外髁

大腿骨外髁是溜滑梯
（膝蓋的安定裝置）
（就像是腳踏車的輔助輪）

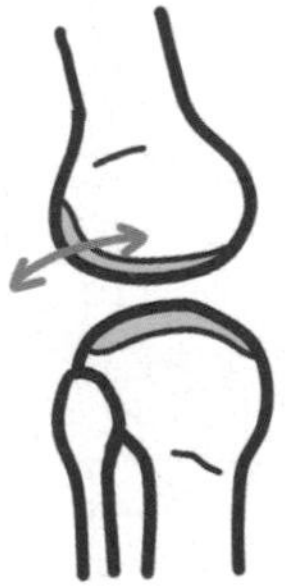

膝蓋並非只能像絞鏈那樣開合而已，即使只是做彎曲、伸直的動作，也會有著微妙的旋轉發生，讓人類能夠靈巧的活動──膝蓋關節有著精密的構造和運動，這樣的新發現，在這三十年來，才漸漸為大家所知。我也因此被膝蓋的不可思議、神祕面紗所虜獲。

我們用膝蓋溝通

會說膝蓋關節對人類活動很重要，還有另一個原因。

大家應該都聽過，膝蓋靠得很近，雙方親密的談話而且投機，叫做「促膝長談」，認同某人想法或感到欽佩時，日文會用「拍膝蓋」來形容。其實我們會用「膝蓋」來溝通呢！特別是日本傳統生活的場景中也能看到，彎下膝蓋，坐到地板上，手伏地上打招呼，開始和他人交流。

雖然現在比較多是站著打招呼，坐在椅子上的時間也增加了，不過在參與婚喪喜慶或日本的傳統文藝，像是武道、花道、茶道這些加了「道」的活動時，我們還是會雙膝跪下或是跪坐。儘管這些會用到最基本禮儀的場合已少了許多，但還沒有完全消失。

實際上，有許多上了年紀的人會感嘆「坐下、站起來好辛苦」、「沒辦法跪坐了」，為此心理受到很大的衝擊。而這些事也會成為某些人不再和他人交流的一個起因。

還有，只有日式廁所（蹲式）的設施雖然減少了，但普遍還是不少，所以這也成了有膝蓋彎曲、伸直或走路困擾的人「減少外出」、「和社交活動保持距離」的理由。

因此我期望大家能珍惜擁有好膝蓋，一輩子都能不受限制的從事快樂的活動。**人若想要活得像個人、活得快活，膝蓋關節眞的很重要。**

有很多運動都會提到「站穩腳步」。站穩腳步這個動作，其實和膝蓋有很深的關係。

站穩腳步，是將膝蓋稍微彎曲，將體重的重心集中到腰上的動作。做這個動作時，柔軟的膝蓋活動相當重要。

打桌球或打網球，或玩衝浪要回轉時，打籃球做假動作時，膝蓋都做著很重要的工作。我也有打硬式網球，我覺得要用力將球打出去時，膝蓋的動作也非常重要。

現在人類已來到長命百歲的時代。為了能讓每一天都過得有意義，首先要從打造出能活動自如的「膝蓋」開始。即使你感覺自己現在還活力充沛，什麼問題都沒有，但是從現在就開始打造一個不因生活習慣或年紀增長而磨損的「百歲好膝」，一點都不嫌早。請大家利用本書學習如何保養膝蓋。

術後的患者為什麼大家都說他「變年輕了」？

你是否曾好好的仔細看過自己的膝蓋呢？

雖然有人會用「跤頭趺」這類可愛的叫法來稱呼膝蓋，不過膝蓋的外表看起來，其實並沒有這麼討喜可愛。

膝蓋關節的構造或各個部位的作用（功能）很複雜，就像我前面說的那樣，膝蓋是很精緻的創造。所以如果當中有哪個部位發生問題，人的外型也會咻的一下子跟著改變。

膝蓋受傷後的外型，和膝蓋受傷前健康的外型相比，則膝蓋受傷後的外型看起來會一下子老很多。膝蓋可說是看起來有沒有「活力充沛」的重要象徵。

動完手術一年後來醫院的患者們，都會異口同聲的說「大家都說我變年輕了」，聽他們這麼說真令人開心。

事實上，這並非只是外型看起來如何的問題而已。如果膝蓋受傷了，就會覺得疼痛，那就沒辦法輕快的、活力十足的活動了。

如果膝蓋的狀況持續惡化，就算還能走路，步伐也會變得非常小，走路的速度會異常緩慢。即便拄著拐杖走，在過綠燈的時候，也會來不及走完馬路。

不管是誰，都很清楚自己有這樣的轉變，有的人會因此意志消沉，不想出門。先不管外型看起來如何，光因膝蓋問題而可能導致失去活力，就是個大問題了。

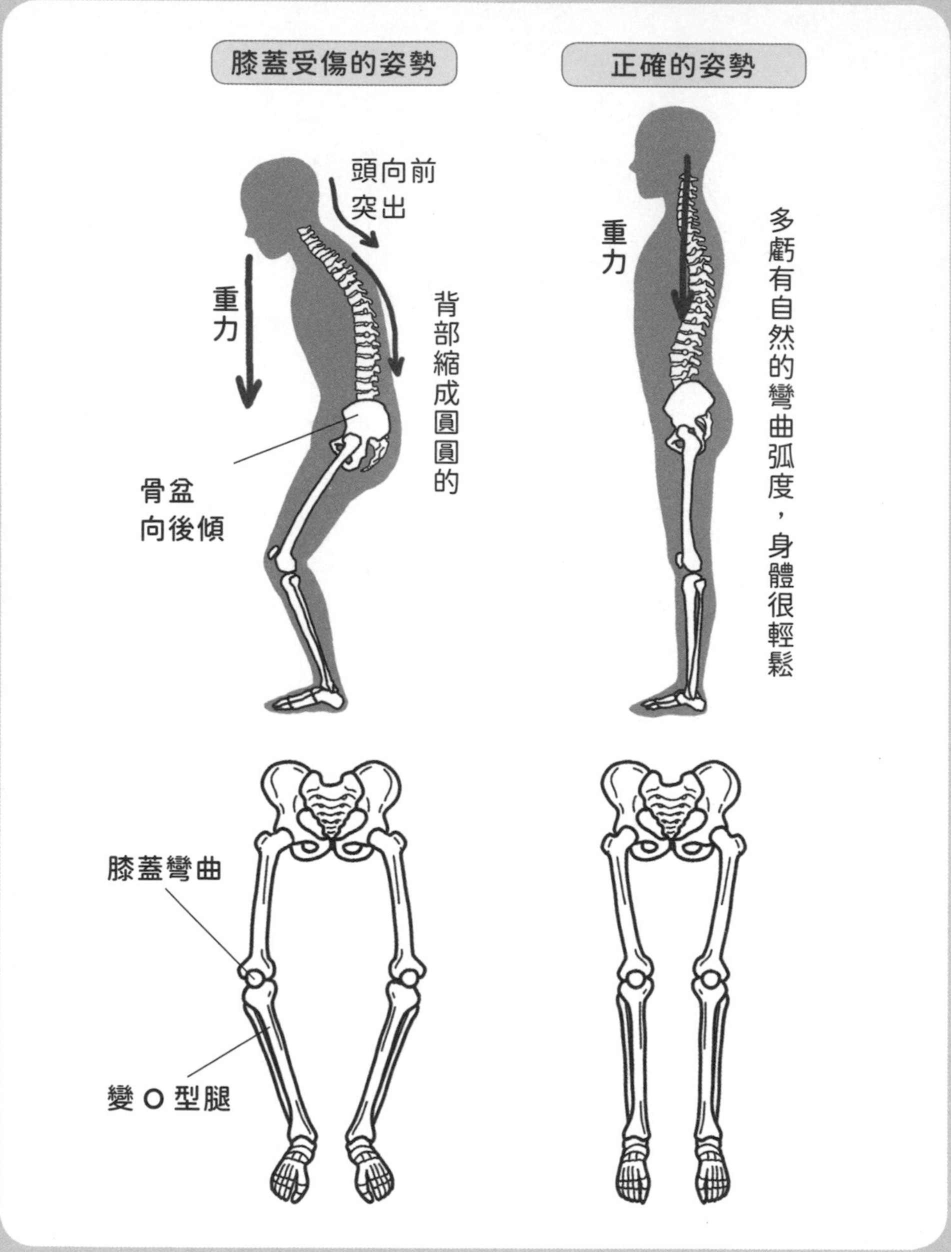
膝蓋受傷的姿勢
正確的姿勢
頭向前突出
重力
背部縮成圓圓的
骨盆向後傾
重力
多虧有自然的彎曲弧度，身體很輕鬆
膝蓋彎曲
變 O 型腿

日本人特別多因為「姿勢不良」造成的膝蓋疼痛

另外，還能從「膝蓋受傷後的外型」看見其他非常重要的事，請看右邊的圖。圖中除了膝蓋以外，還有幾個可說是姿勢不良的問題處。像是**「頭向前突出」**、**「背部縮成圓圓的」**、**「骨盆向後傾」**、**「兩腿呈現O型腿」**。說起來，很多人就是因為這些姿勢不良才造成膝蓋出問題。

西方人常會因為體重過重而引發膝蓋問題，連帶姿勢不良，**但東方人即使不算胖的人，也有不少人有膝蓋問題。我想這當中絕大多數人都是因爲「姿勢不良↓膝蓋出問題」**。

一旦姿勢不良就會造成走路的方式改變等狀況出現，沒辦法「正確的使用身體」。呼吸會變淺，肩膀或背部也變得僵硬，光平常生活就會疲憊不堪。若膝蓋的疼痛加劇，會走不了路，肌肉的質量也會因此變差，很快的就會演變成全身性的問題。

即使如此，也不能變成「膝蓋魔人」

在醫院我每天會跟很多患者見面。在最初的診斷，即使診療焦點「只」放在膝蓋，有時也會找不出病因。像這樣只診療膝蓋就叫做「膝蓋魔人」，我總是告誡自己不能變成這種醫生。

當然，膝蓋會痛，所以想要解決膝蓋疼痛的想法無可厚非，但是正因如此，更不能「只」看膝蓋。

首先，要離開膝蓋，看看全身的平衡。

有時會因為牙齒的咬合不好，身體失去平衡，造成膝蓋感到疼痛。這是因為咬合不好而造成姿勢不良，問題波及到全身，結果症狀出現在膝蓋上。

站在患者的立場，或許會覺得「說這麼多，我只希望能快點解決我的疼痛」、「說什麼全身的平衡，那麼不中聽的話真不想聽」，而只想將原因歸咎於「年紀大了沒辦法」也說不定。或是認為不管是誰只要年紀大了，肌力都會衰退，早晚都會無法走路，這也是沒辦法的事呀……。不！不！不！這麼想誤會大了。

的確，年紀越來越大肌力會變差，但是如果能正確使用身體，就能維持合乎年紀所需的肌肉質量。

因爲姿勢不良，造成無法正確使用身體，沒辦法活動，所以無法維持必需的肌肉——這才是正確解答。不能全怪到「年紀大」頭上。

「姿勢不良」是一開始很大的一個原因，造成的結果就是膝蓋疼痛，然後漸漸波及到骨頭或肌肉、關節、神經，導致這些讓身體活動的器官發生障礙（通稱運動障礙症候群）。這種姿勢不良，也包含了操作電腦或玩手機時身體前彎的姿勢，所以，近來姿勢不良的風險可說已不分年紀，任何人都可能發生。

也就是說，當你覺得膝蓋痛，就只考慮膝蓋，認爲只要把這個疼痛解決掉就OK的想法是行不通的。只要不把原因找出來，全身狀態就不會改善，膝蓋問題就無法根治，很快就會復發。

膝蓋痛，是身體的警報響了（警告），提醒你去「注意」！要找出「身體哪裡歪了」、「哪裡的使用方法錯誤」，找出這些原因，然後去面對它。

面對膝蓋疼痛的「真正原因」

膝蓋關節在人的活動當中扮演著關鍵的角色，正因為它如此重要，所以，更要藉著膝蓋疼痛的機會，將注意力放在全身的健康，還有造成膝蓋痛的元凶——生活習慣。在閱讀這本《用到一百歲的膝蓋」》時，希望大家務必能轉換成這樣的思維。

其實，我注意到自己不能變成「膝蓋魔人」，全是托患者們的福。**我不知從哪個時候開始，突然注意到，原本那些各自有各種不同疾病，但後來都治好了，完全不再需要治療的患者們都有個共通點，那就是他們都是將注意力放在造成自己生病的原因，去面對它，努力做改變的人。**也就是說，認真面對生病原因的人，就能從治療中畢業。

現代醫療進步讓人驚嘆，但它幾乎都是症狀治療。如果疼痛就給你吃止痛藥，發燒就給你退燒藥，血壓上升就吃降血壓的藥。因為這種症狀治療能馬上消除症狀，所以患者都很喜歡。

只是，會疼痛是有原因的，發燒了、血壓上升了也都有原因。如果只是讓症狀停止，然後放著肇因不去管它，很快的，症狀就會再發生。所以不能持續做這樣的症狀治療。

曾任新潟大學名譽教授，已故的免疫學權威安保徹老師常這麼說：「**人的身體不會錯**」。會發燒不是因為身體出錯所以發燒，會發燒一定有原因。不去找出原因，只去吃用石油做成的藥，三兩下就把燒退了，這樣的症狀治療很有問題。

醫療雖然可以給與患者生病時的支援，但是要去做治療的主體還是患者本身。

我發現最近只想「快點消除症狀就好，怎麼做都無所謂」的患者變多了。症狀治療對於這樣的患者，可以馬上給他想要的答案，但是症狀會再復發。所以，差不多是時候了，要不要開始將注意力放在「原因」並去改善它呢？

我會幫助大家找出引起膝蓋疼痛的原因，並建議如何克服疼痛的方法。雖然我能告訴大家，一直以來我從患者們身上所學到的如何打造、守護「用到一百歲的膝蓋」的方法，但要去行動的，還是自己本身。

要怎麼打造「用到一百歲的膝蓋」呢？這個保守療法一點都不難。只需要做到四個項目的保守療法。

我會以陪著大家一起走的心情，告訴大家所有的基本要領。請大家放心去挑戰看看。然後讓這四項保守療法扎根到生活當中。

巽式保守療法

①早上起床去洗手間之前做擺盪小腿體操／有空就做擺盪小腿體操

②瘦回標準體重／建議可以一週斷食一天恢復到標準體重

③走路方法／O型腿的人要用大腿內側走路／X型腿的人要走一直線／治好之前要拄拐杖

④肌肉訓練／鍛鍊股四頭肌／也要鍛鍊腹肌和骨盆底肌群

了解膝蓋疼痛的原因

七十多歲女性當中將近七成有退化性膝關節炎

人即將進入活百歲的時代，很多人都有膝蓋疼痛或走路困難的問題。

六十多歲開始，得到「退化性膝關節炎」這個疾病的人突然增多了，是讓變得越來越長的「老後」這段「獎勵時間」的生活品質變差的一個很大原因。

這個病離我們很近，調查結果發現，連沒去醫院看病的人也包含在內的話，**「七十多歲的女性當中約將近七成有退化性關節炎」**。特別是很多女性因為得了這個病和腰痛，還有失智症而需要看護照顧。

對患者來說，這個疾病會讓人經歷到疼痛的辛苦以及生活不便的苦楚。**只是**，

也可以將這個病當成是人生的一個「轉捩點」，讓我們有機會藉此思考，爲什麼會得到這個疾病的原因，進而去改善我們的生活方式，活出比以前更充實的人生。我很想幫大家這個忙，首先我先從正確的認識退化性關節炎開始說明。

退化性關節炎有九成是膝蓋關節的內側軟骨或骨頭「變形」造成的。其中大多數人的腿會變成O型腿，一開始是站起來的時候，膝蓋會感到疼痛。慢慢的，會覺得膝蓋彎曲、伸直都不太順，最後不只走路，連做動作也會感到疼痛，漸漸的走路變得困難。

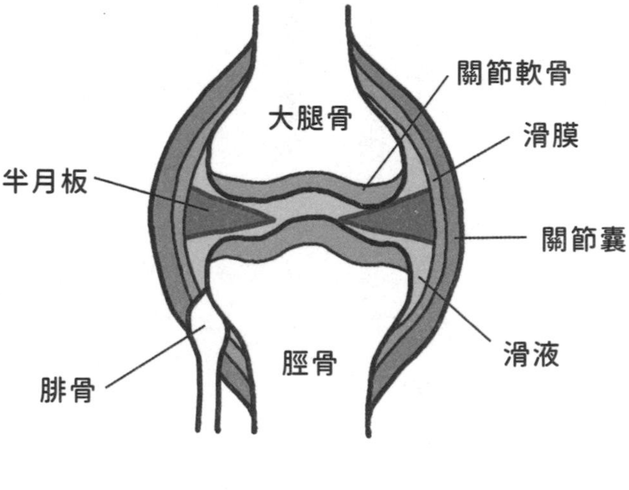

「軟骨量」會左右疼痛

一開始膝蓋的「變形」會從「軟骨損傷」，也就是俗稱的「軟骨磨損」的狀態開始。不久後就會因為滑膜發炎，造成關節腫脹。一旦軟骨磨損，關節的空隙變窄，那麼，位於空隙裡的半月板就會損傷。

當覺得膝蓋疼痛或感到走路困難而到醫院看病時，大部分的情形是在拍完X光片之後被告知「老了啦！所以軟骨耗損了」。醫生會要你用藥物治療（吃止痛藥）或戴膝蓋護具，或是貼濕布，然後告訴你「再看看後續狀況如何吧！」或說「為了減輕膝蓋負擔，減重吧！」、「做運動鍛鍊大腿肌肉吧！」。「減重」、「提升肌力」是很重要的觀念，但是只做這些對於「軟骨磨損」這個原因於事無補。吃止痛藥也不會讓軟骨增加，反而會因太常吃止痛藥之後又去從事過多的活動，而讓軟骨磨損得更嚴重。

不久後症狀會惡化，等到大腿骨或脛骨會直接相碰撞時，醫生就會建議你要「動手術」換人工關節。來我們人工關節中心就診的患者當中，有九成是這種狀況。他們總會露出半信半疑的表情問：「之前的醫生說我必須動手術才行，這裡真的不用動手術也能治好嗎？」。

其實，膝蓋如果正確使用，它的構造原本可以用一百〇八年。**如果不把「老化」這個原因算進來，軟骨會耗損應該有其他原因，必須要把原因找出來。**有的人到了一〇八歲走路還很有活力，也有人才七十歲就必須坐輪椅。我一直和患者們不斷的思考「老化以外的原因」。

最後發現答案其實很單純。

總結來說，**就是日常的生活當中存在著對膝蓋造成過重負擔的生活習慣，以及沒有充分保養軟骨。如果再加上老化，軟骨便會加速磨損**，幾乎所有的案例都是這樣。

軟骨一旦磨損就會痛，是因為反覆的「微小骨折」！

先來說明為什麼膝蓋疼痛和有沒有軟骨有很大的關係。

大家認為你踏出一步時，膝蓋承受了多大的負擔？

有報告指出，「在平地踏出一步膝蓋會承受體重的五倍重量」、「下樓梯時會承受體重的八倍重量」。想一想自己的體重，稍微算一下膝蓋的負擔多重。

體重五十公斤的人，在平地踏出一步，膝蓋就承重二百五十公斤！體重六十公斤的人下樓梯時膝蓋會承重四百八十公斤！

多虧有軟骨這個緩衝的保護，這些重量才不會直接加給大腿骨和脛骨。正因為有這個緩衝構造，膝蓋關節才能承受體重好幾倍的衝擊也不當一回事，讓我們能夠步行或活動。

我常常會用以下的比喻跟患者說明。若將硬組織的骨頭比喻成「用陶器做的碗」，想想，要是有二個這種碗直接碰撞會怎麼樣？會裂掉吧！可是，如果在碗和碗之間夾一塊濕抹布的話又會如何？一定比較不容易裂。和這個抹布發揮同樣作用的就是軟骨。

若是沒有這個軟骨，骨頭和骨頭互相碰撞，就會發生「小骨折」，小骨折並不會讓骨頭啪的應聲折斷，而是會讓骨頭表面產生像毛髮般的裂縫。雖然只是很細小的裂縫，但是因為骨頭表面分布了很多感覺神經，所以會感覺疼痛，這種症狀叫做「**微小骨折**」。

這個微小骨折在我們休息睡著時，會在一天內經過鈣質沉澱得到治療。隔天早上起床時會覺得「欸？好像沒有昨天那麼痛了！」然後又去田裡工作。會感覺沒之前痛，是因為那個像毛髮般的裂縫，有鈣質運送過來對它進行修繕的緣故。膝蓋疼痛的程度會一陣一陣的就是因為這個原因。

推算日本得到退化性關節炎的男性有八百六十萬人、女性有一千六百七十萬人，女性為男性的近二倍之多。原因是「女性的荷爾蒙減少」造成的。**這可說是因爲停經後，雌激素的分泌量急速減少，因此容易發生微小骨折或骨頭缺損。**

造成膝蓋很大負擔的生活習慣

在西方國家，得到退化性關節炎的最大原因是體重急速增加。日本最近也有飲食習慣歐美化的趨勢，因而體重超過標準的人也急速增加中。

儘管如此，日本大多數有退化性關節炎的人，是因為我在上本書裡說過的「姿勢」原因造成的。走路時頭要先往前突出才能走的「雞走路」姿勢可說是元凶。約有八成的人是因為「雞走路」和「過重」這二個原因造成的。

剛開始只是走路時頭會往前突出，接著就養成「頭沒往前突就不會走路」這樣的不良生活習慣。因為這樣的姿勢造成軟骨承重失衡。

你是不是也是「雞走路」的姿勢？

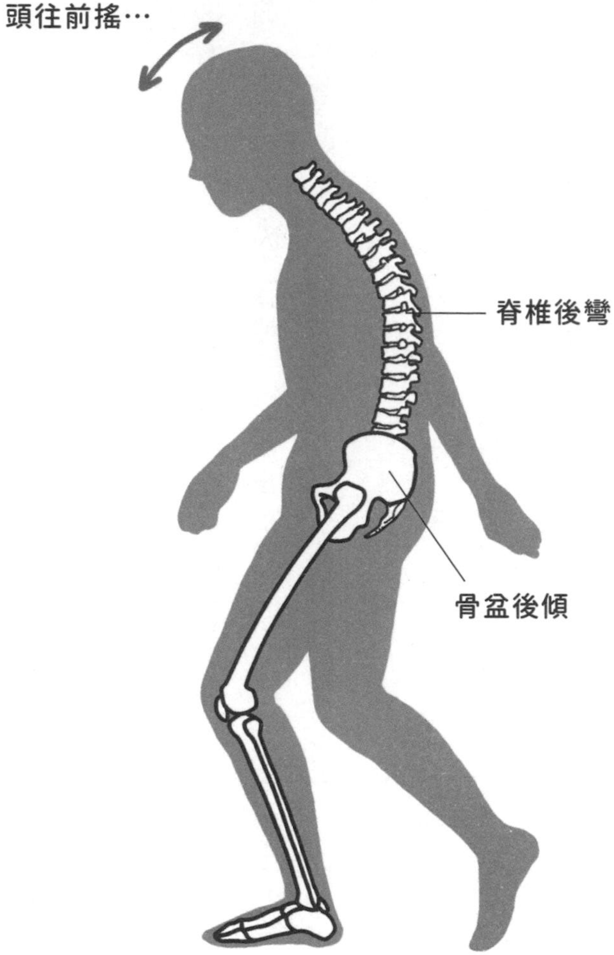

除了生活習慣以外，關節炎也會讓膝蓋的負擔變重

除了走路方式和體重過重這二個理由，還有第三個會造成很多人有退化性膝關節炎的原因，就是自體免疫疾病導致的**類風濕性關節炎**。

這是原本應該保護自己的抗體出了差錯，跑去吃自己的軟骨所造成的疾病。

此外，還有「發炎性疾病」這類因為壞菌或結晶跑進關節內所產生的次發性關節炎。這類關節炎只要把原因去除掉，就能早早治癒。

膝蓋附近的骨頭骨折了，治好之後，加給膝蓋的力量產生改變而得的關節炎，叫做骨折後次發性關節炎。髖關節惡化，因左右兩腿長度改變而發生的症狀，也算是這類次發性關節炎的一種，不過這些只佔整體的一成左右，會得到退化性膝關節炎的原因有八～九成，都是因為雞走路的姿勢和體重過重。

我們的身體真的是很完美的創造，具備了可自然修復身體大多數問題的功能。不管得到哪一種關節炎，可自己治癒的自我修復功能都會啟動。

不過，「走路方式」就另當別論了。如果沒有人提醒你，或自己沒注意到要改

正，那就太遲了。

「吃藥止痛就能走」最糟糕！

身體受傷了，自己會治好的能力就是自然治癒力。「自然治癒力」這個詞應該很多人覺得很熟悉。如果能正確了解這個運作機制，就能好好的領受它所帶來的恩惠。身體自然治癒的系統，無論在什麼情況下都是一樣的運作機制，所以我用簡單的例子來說明。

你曾經在切高麗菜絲的時候，不小心切到手指嗎？

這個時候手指會流血，那麼，該怎麼辦？首先，為了不讓壞菌跑進傷口，會用水好好的沖洗之後，用另一隻手壓著傷口止血。如果過了幾分鐘不再流血就OK了。

但是，如果很快血又流出來的話該怎麼辦？那就會再去沖洗一次，好好擦拭之後，貼OK繃止血。幾小時過後不再流血就OK了（如果傷口深到壓住仍血流不止的話，就是切到動脈，請務必去醫院才行）。

上述例子到底發生了什麼事？就是在說明整個自然治癒系統的運作機制。

①首先，手指被切到了，這時感覺神經會通知大腦切到手指，會叫一聲「好痛！」

②大腦接收到通知，會將血液送到被切到的地方，這就是發炎的開始。

發炎有所謂的凱爾蘇斯（Aulus Cornelius Celsus）四徵兆，也就是發紅、疼痛、發熱、腫脹。另外還有克勞迪斯・蓋倫（Claudius Galenus）的五徵兆，就是發紅、疼痛、發熱、腫脹和功能障礙。這些徵兆各有它代表的意思，疼痛代表感受到痛。將手指被切到的訊息和被切到的地方，傳達給大腦知道。發紅和腫脹、發熱，是因為血液集中到被切到的地方引起的。發生功能障礙會讓你在治好之前都難以動作，這是為了維持患部的安靜而引起的。

③當血液集中到切到的地方（患部），首先，血液中的血小板會黏附在被切到的部位，成為黏附因子，緊貼傷口堵住它。

血小板會如同纖維質那樣，覆蓋在切到的部位，讓血液不要漏出來。同時被切到的皮膚也會有纖維堵住。被切到的手指隆起來癒合就是纖維。

④接著，當血液中的白血球吃掉隆起的纖維（纖維物質、肉芽組織、纖維蛋白凝固物）之後，它附近的組織會再生。如果是皮膚則皮膚組織會再生，如果是血管內皮細胞的話，則血管內皮會再生。

⑤切到手指之後的一～二天，患部會隆起，利用肉芽組織止血。過了七天，隆起的肉芽組織會不見，手指會恢復到好像什麼事都沒發生過的原本狀態。

會「疼痛」，才會開始「治癒」

修復結束之前，疼痛會一直持續。這是因為患部還希望能送血液過來的緣故。不過約七天左右修復完成後，就不會再痛了。

事實上，身體修復的運作機制，不管是骨頭也好，臟器的細胞也好，都會有這樣的修復過程。身體各處的自然治癒步驟全都一樣。骨折的修復，也和這個系統完全相同。

①一旦骨折，骨膜裡的感覺神經會告訴大腦「好痛！」。

②大腦「了解！」後，會將血液送到患部。開始發炎。

③骨頭不會用OK繃去貼，而會先拉開患部，用夾板固定，讓骨折處能伸直（整復）。用了夾板如果還是不穩就用石膏固定。如果用石膏還不能充分固定，就會用手術刀劃開，用金屬板和鋼釘固定（手術）。

④在疼痛持續期間（往大腦傳送還在骨折的訊息），會往骨折部位運送血液（發炎）。血液中的血小板成為黏附因子會緊貼在患部凝固。

⑤骨折二～三週後，肉芽組織的凝固就完成了。集合過來的白血球（巨噬細胞），吃掉隆起的肉芽組織時，旁邊相同的骨組織就會再生。骨折後四～六週，硬骨頭會接起來。

覺得如何？我們身體的修復機制，是不是太優秀了！

就連飲酒過量造成肝臟疲勞的情形，也會用完全相同的運作機制再生。但是因此就放心常常飲酒過度的話，會來不及再生，變成都是纖維（fiber）的肝臟，這就是肝硬化。纖維再怎麼說都只是再生之前的黏接劑，並不具備肝臟的功能。

好了，回到膝蓋疼痛的話題。

當膝蓋痛到無法走路時，吃止痛藥止住膝蓋疼痛會有什麼後果？前面已經用幾個例子說明過了，相信大家應該都很清楚。

用止痛藥止痛，只是症狀治療。不好好休息還繼續走路或下樓梯，只會讓軟骨持續減少而已。

止痛藥不會讓軟骨增加，反而因爲止痛藥的消炎效果，導致原本應該要先去通知大腦卻沒去通知，因此身體自然治癒系統最開始應該啟動的開關，沒被啟動。

止痛藥真的「很恐怖」

「止痛藥不能常吃！」這是我常常跟大家傳達的訊息，我還要再說一點跟止痛有關的話題。

關於止痛藥，我希望大家一定要記住以下說的內容。

止痛藥有三種類型。不管哪一種都是用來止痛的藥，當然也完全沒有增加軟骨的效果。

這三種止痛藥，會因爲「要在哪裡止痛」而有所不同。你能馬上回答現在吃的止痛藥是哪一種嗎？

①消炎鎮痛劑（NSAID）（藥品名：洛索洛芬 Loxonin、希樂葆膠囊 Celecox、服他靈消炎止痛 Voltaren）

當身體因物理環境造成損傷時，會產生疼痛以通知大腦。之後會發炎，損傷的修復系統會啟動開始運作。到治好為止的這段期間，疼痛會持續，而讓這個疼痛持續的就是「發痛物質」。「發痛物質」不會只發生在瘀青時，就連頭痛或生理痛的時候也會出現。

停止疼痛傳導路徑的止痛藥

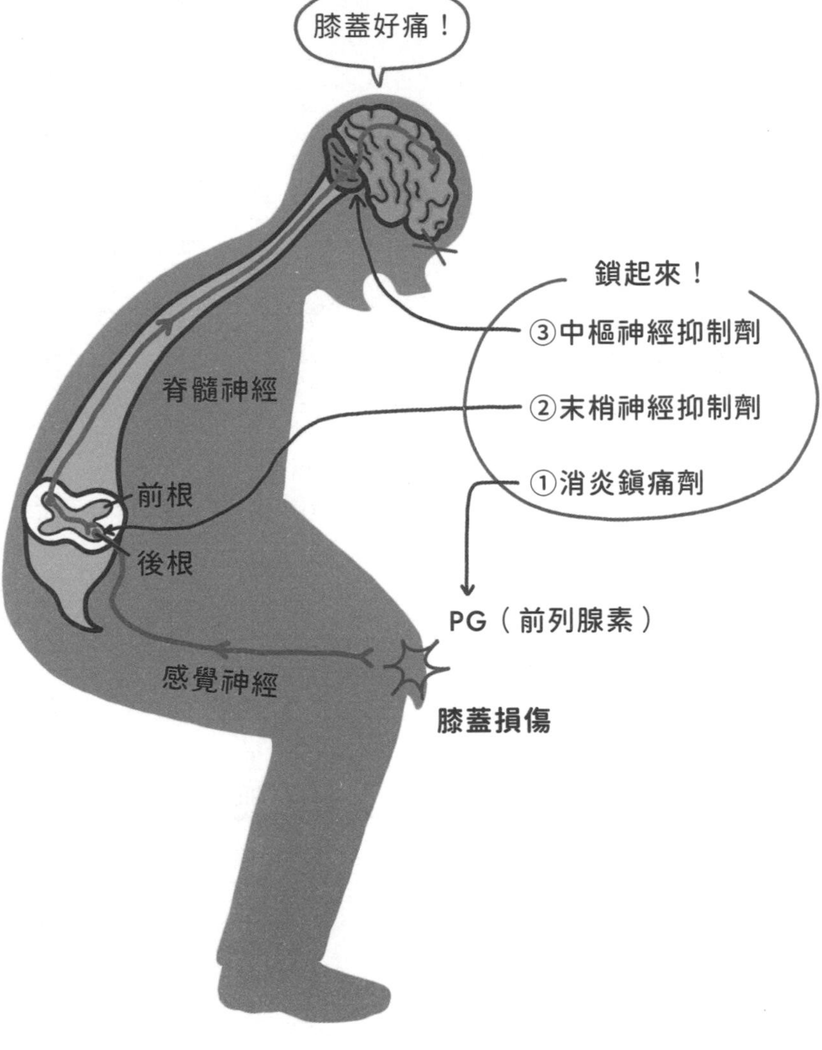

「發痛物質」當中含有前列腺素（PG），會傳達疼痛給感覺神經。一旦腦內釋放出前列腺素（PG）就會引起發燒。發炎或疼痛、發燒，都是藉由這個叫做前列腺素的物質，傳達到感覺神經之後才開始發作。

抑制這個前列線素（PG）作用的藥就是消炎鎮痛劑。

吃了這個藥就能抑制發炎，疼痛就會消失。可是這會讓呼叫血液的作用變差，所以會損害腎臟或黏膜組織。持續每天早晚服用消炎鎮痛劑二～三年之後，腎臟就會失去功用，需要血液透析。

胃或腸的黏膜組織也一樣，一旦血液減少就會產生要命的疼痛。所以這個消炎鎮痛劑常會和胃藥一起出現在處方中。

②末梢神經抑制劑（藥品名：利瑞卡 Lyrica Pregabalin）

持續一直服用①的消炎鎮痛劑，身體分解它的循環過程會變快而失去藥效。如此一來，就必須去找其他路徑止痛。特別是要阻斷腰痛這類慢性疼痛的用藥，就屬於這種。**感覺神經會從脊髓後根傳達疼痛刺激給腦部，但是這個末梢神經抑制劑會在後根這個入口處就把疼痛阻絕掉。**

不只有疼痛，腳底位置的感覺等訊號也會傳到脊髓後根這裡，但是服了這個藥劑，這些訊號也會被阻絕。如果持續一直服用，副作用就是身體會失去平衡感而搖晃不穩。

③中樞神經抑制劑（藥品名：嗎啡 Morphine，影響腦部的麻藥）

疼痛刺激透過神經來到脊髓再往腦部傳送，而中樞神經抑制劑就是在腦部將疼痛阻絕的藥。副作用就是會便祕、成癮等。

不論是①～③的哪種止痛藥，都會在身體要將各處發生的事故傳達給腦部時，在傳達途中的某處，就把那個訊號阻絕掉。

疼痛令人難受，所以我不會跟大家說不能服用止痛藥，但是我希望大家要把這些藥當成一次性的藥物。

因為不管什麼藥都不會讓軟骨增加，所以是無法醫好最大的肇因。但是因為它輕鬆的就消除疼痛，所以很多人會覺得治好了。這種方式也能叫做治療，不覺得很奇怪嗎？止痛藥雖然有其必要，但是服用它的時候，請務必理解這只能症狀治療。

疼痛雖讓人難受，不過對身體來說是必要的，所以才會出現。請將疼痛當作是守護我們身體的警察。隨便阻止它出現會錯過很重要的事。因為身體不會做錯事。

為什麼會有疼痛產生？找出原因改善它讓疼痛不再出現就是「根源治療法」。只有消除疼痛（症狀）是「症狀治療」，這也是讓症狀惡化的原因，請大家緊記在心。

持續症狀治療會發生什麼事？

如果不去追究膝蓋疼痛的原因，而是持續症狀治療的話，會發生什麼事呢？我們來看看佔了退化性膝關節症約九成，沒有「內側軟骨」的例子。

大腿骨和脛骨之間的空隙就是膝關節。這裡有關節軟骨和半月板。

從X光片可以看到，接近腓骨這邊空隙的是「外側膝關節」，離腓骨遠的那邊是「內側膝關節」（左圖）。如果從X光片看健康者的膝蓋，他的外側膝關節和內側膝關節的空隙會是平均的，約十毫米左右。

軟骨的成分有七～八成是水份，無法從X光片看到。我們醫生也都是在初診時，拍攝膝蓋承受體重的負重狀態（站立）的X光片，然後將大腿骨和脛骨之間的空隙量想作是軟骨的量，拿來當作看診的參考。

內側退化性膝關節炎早期的病人，可從他的膝蓋X光片中看到內側膝關節的空隙變得稍微窄，這樣就能知道他的內側軟骨漸漸減少中（五十二頁圖），這就是要開始變成O型腿。

走路時，體重會跑到軟骨漸漸減少的內側膝關節。但是因為還留有軟骨，所以即使走路也不太會感覺到疼痛。只不過夾在軟骨中的半月板，它原本所在的地方變窄了，所以容易受傷。因此，早期膝蓋痛有很多是內側膝關節的「半月板損傷」引起的。

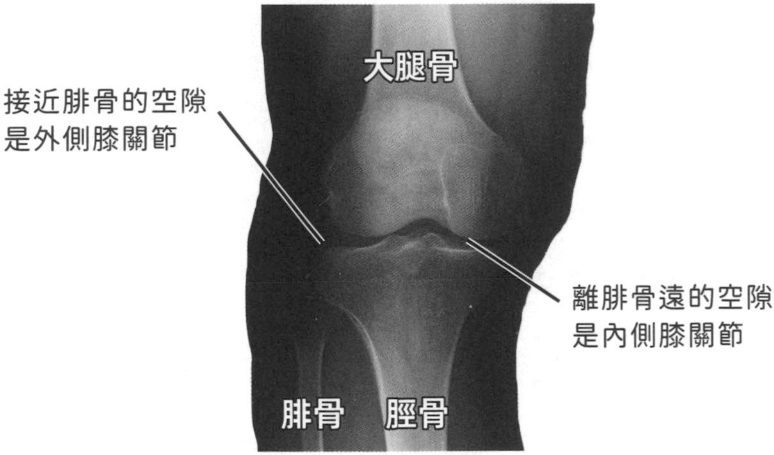

早期退化性膝關節炎

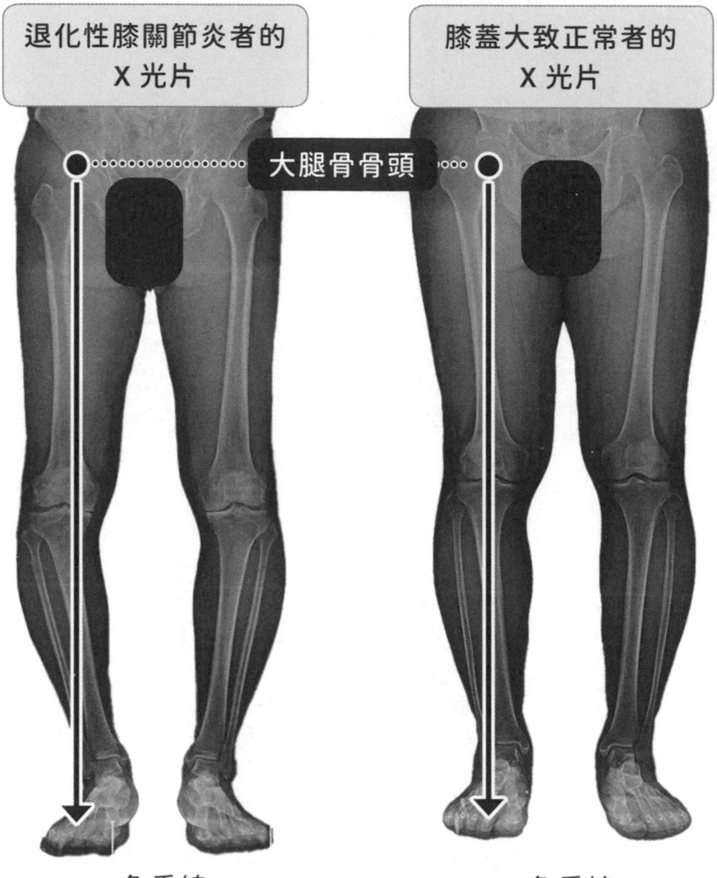

負重線
會通過膝蓋內側

負重線
會通過膝蓋中央

早期：還殘留有一點點間隙（軟骨）

為什麼膝蓋疼痛會一陣一陣的？

從退化性膝關節炎早期開始，就一直沒有改變走路方式，照常那樣過日子，那麼軟骨就會漸漸磨損，退化性膝關節炎就會越來越惡化。

從退化性膝關節炎中期者的X光片可以看出，他的關節空隙不見了，若讓關節負重，可以看見大腿骨和脛骨會撞在一起。膝關節會往外側突出，腿會變成O型腿。（五十五頁圖）

沒了膝蓋內側軟骨的O型腿，兩邊的膝蓋會越分越開，因為這樣才會感覺穩定。曾有帶著O型腿很嚴重的太太來看診的先生開玩笑的說：「我太太的膝蓋分得很開，所以可以從她大腿的縫隙很清楚的看到對面的景色」。

前面寫了約有九成的人是沒有膝蓋內側軟骨，而沒有膝蓋外側軟骨的人佔了全體約一成。如果沒有膝蓋外側的軟骨，膝關節會往內側跑，腿會變成X型腿。當兩腿變成X型腿的時候會難以走路，旁人看他走路會像剪刀走路。

不管是O型或X型腿，都屬於變形中期，當內側或外側的軟骨都沒了，骨頭就會互相緊貼一起。喀喀相碰撞到的骨頭部分，會看到呈現格外白的「鈣化」，這就是反覆發生微小骨折又治好的歷程。為了治療骨折處，會有比其他部份更多的鈣質附著在這裡，所以鈣質會沉澱以增加強度。如果動手術將這裡打開，會發現它是像大理石一樣硬梆梆的骨頭。

微小骨折會利用鈣質沉澱進行修補，去除疼痛。只是，覺得疼痛減輕了就又去活動的話，會因爲沒有軟骨，而在治好之後，附近馬上又再發生微小骨折，而覺得疼痛。由於一直如此反覆，所以才會覺得退化性膝關節炎的疼痛會一陣一陣的起起伏伏。

有一天之內感覺疼痛起伏波動的，也有一年之間感覺到疼痛有起伏波動的。有早上非常痛，可是接近中午時又覺得舒緩的，或是有從二月開始到四月都因為疼痛而無法外出，但到了五月開始又覺得疼痛好像舒緩的——諸如此類各種情況都有，這是因為它的疼痛會受到發生微小骨折的次數和部位，和修復好的數量和部位的影響，而讓疼痛有所波動。

到了中期，當我們要從矮椅子站起來時，會聽到骨頭互相碰撞發出「喀喀」響聲。

退化性膝關節炎中期

X 型腿的人
負重線
會通過膝蓋的外側

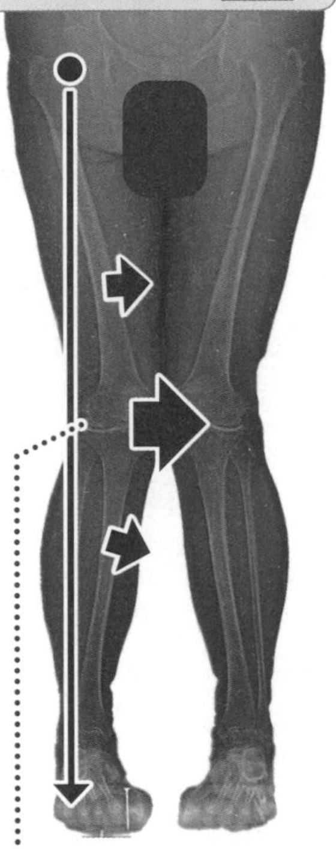

每次走路，膝蓋關節會往
內擠，外側軟骨會持續減少

O 型腿的人
負重線
會通過膝蓋的內側

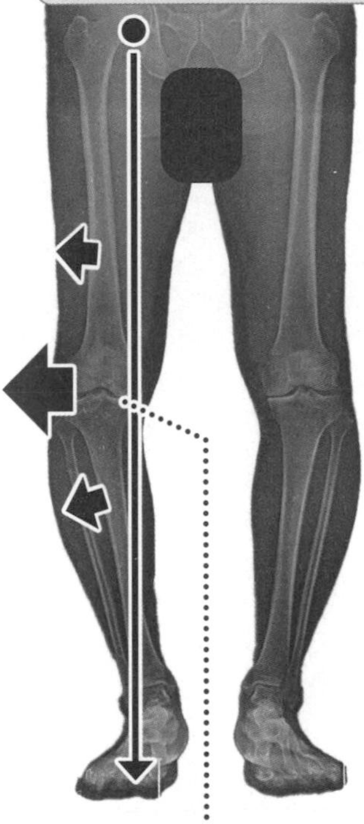

每次走路，膝蓋關節會往
外推，內側軟骨會持續減少

中期：軟骨沒有了，骨頭互相碰撞的狀態

發生「微小骨折」，會伴隨著劇痛，因此而不想走路的人增多。又因**爲O型腿仍在持續進展，所以每走一步路，膝關節負荷的體重會將關節往外側推**（五十五頁），因此內側軟骨減少的速度就加快了。半月板會完全沒有存在的地方，而往內側脫臼。如果O型腿變形繼續惡化，千萬不可繼續這樣走路。

X型腿的人也一樣，到了中期，骨頭會喀喀相撞。X型腿的人，膝蓋外側的軟骨會先沒有，外側的骨頭會互相碰撞。如五十五頁圖那般，一旦膝蓋承受體重，膝蓋就會往內側移動，外側關節就會漸漸磨損。

用「巽式・保守療法」守護軟骨！

「微小骨折」並不是指骨頭會喀嚓裂掉分離，而是只會有像頭髮那樣的裂痕產生，只有覆蓋在腳表面的皮質骨受傷而已。皮質骨有叫骨膜的薄膜組織，因為這裡有可感受疼痛的感覺神經，所以照理說應該會非常疼痛。不過，因為骨頭並沒分開，所以只要能抑制疼痛的話就還能走路。

在這個階段，會因選擇服用止痛藥繼續走路，還是要治好皮質骨的裂痕後再走路，而大大改變往後的狀況。雖然出門工作或種田也很重要，但請您也試著做做看巽式・保守療法。

退化性膝關節炎中期——膝蓋關節的內外側軟骨全部沒了，骨頭呈現互相碰撞的狀態——到了這個地步，骨科的教科書上都會寫只有動手術一途。差不多二十年前，我在面對止痛藥已止不了痛的中期患者時，也會對他說「只能動手術了」就如同我在本書一開頭的地方說過的。

不過，現在的我知道，即使是已進展到中期以後的患者，也能夠沒有疼痛的走路，所以在這個階段我還不會跟他們說要動手術。因為我知道，事實上，中期以後常使用止痛藥，只會讓膝蓋狀態更加惡化而已。

只有止痛，之後仍然照常活動，軟骨的修復機制就會追趕不上，漸漸惡化進入到後期。**這個階段如果只有在疼痛嚴重的時候才用止痛藥止痛，然後去做軟骨再生體操，在逐漸治癒的過程中，可以保住軟骨的話，就能不用手術，沒有疼痛的繼續行走。**

這個中期階段，真可說是決定膝蓋命運的分岔路口呀！

如果去看進展到退化性膝關節炎後期者的X光片，可以看到脛骨磨損，大腿骨陷進去。這個狀態叫做「骨缺損」（左頁圖）。

一旦變形到這個階段，膝蓋中的四條韌帶的平衡會變差，因而走路會變得不穩。因為軟骨沒有感覺神經，所以要磨損到完全沒有其實很簡單，但通常不致於會達到骨缺損的狀態。這是因為分布在骨膜的感覺神經會保護軟骨。

衝擊若達到讓骨缺損的程度，真的會非常非常痛，痛到一步也走不了的地步。可是，如果常服用優秀的止痛藥，就不會產生疼痛，因而讓骨頭惡化到骨缺損的狀態。

還有，中期以後由於內側軟骨沒了，膝蓋位置會往身體的外側移動，所以體重也會跑到離膝蓋關節相當遠的內側去。為了要支撐身體重量，大腿骨會扭曲，脛骨和腓骨會倒掉而讓O型腿更嚴重，就像下頁圖那樣，每次走路就有體重五倍的力量加到內側去，因而讓已經骨缺損的內側大腿骨和脛骨加速損傷。

到了後期，就算用手術等方法治療，有時術後的過程也會不太順利。因為這是

退化性膝關節炎後期

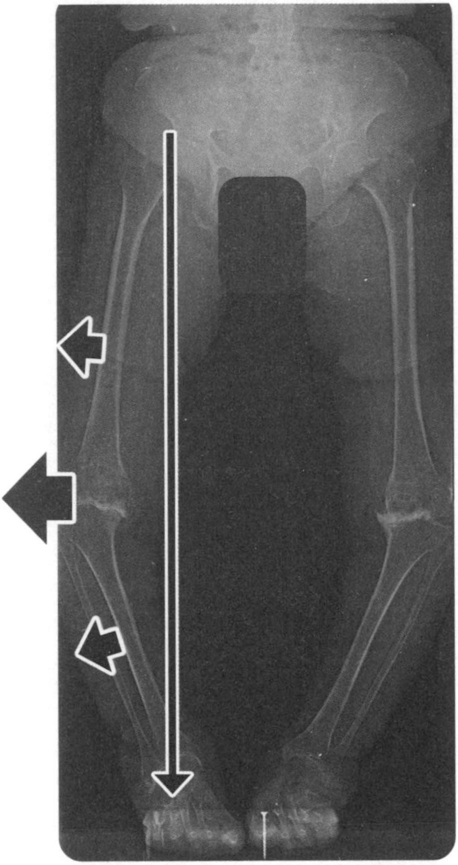

通常骨頭受到刮削時，會伴隨極大的疼痛，所以不致於會惡化到這個階段。只有常用止痛藥，才會進展到後期。

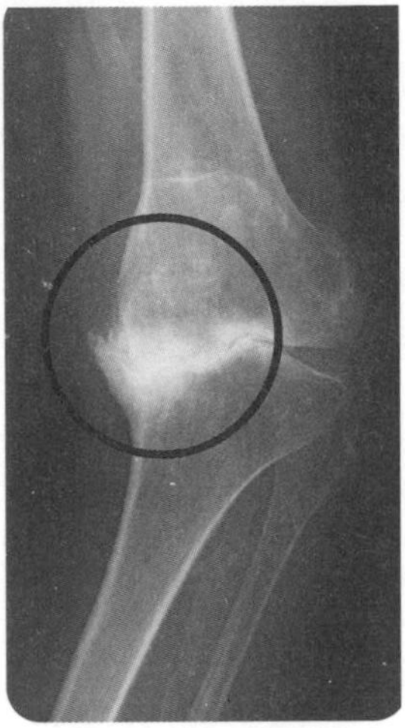

後期時，不止會沒有軟骨（中期），脛骨後方的骨頭會缺損，大腿骨會陷進去。

惡化到相當程度的骨頭缺損。所以要以「絕對不要繼續惡化下去」的決心，去做保守療法吧。

不管在哪個階段開始做保守療法都不會有損失。那就是巽式・保守療法。

那麼接著要介紹保守療法囉！

第二章

歡迎來到軟骨復活劇場

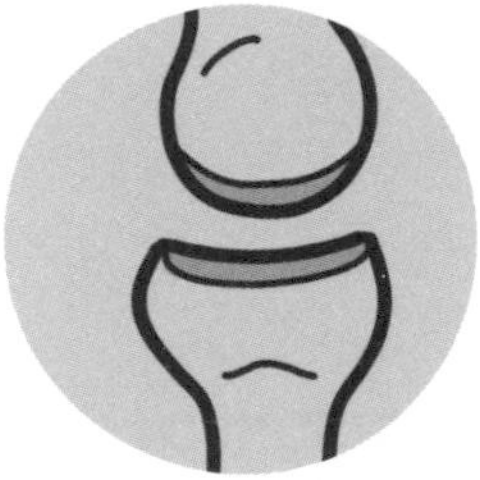

關節軟骨能靠「自己的力量」再生

「關節軟骨不會再生」是誤解

隨著年紀越來越大，關節軟骨會漸漸磨損，造成一走路就覺得痛或根本走不了。軟骨一旦磨損就不會輕易恢復了。軟骨沒辦法靠自己長回來……。

我們對關節軟骨的認知，多少都受到媒體報導或電視廣告的種種影響，而產生了些許誤解。**關節軟骨每天都會磨損，也會再製造新的，也就是會反覆的新陳代謝。**

先告訴大家結論，膝蓋的透明軟骨即使磨損了，只要還留有一點點，也能靠自我保養而再生到原本的狀態。

我在前本書也提過，人的身體細胞，並非從出生到死亡都一直保持著出生時的狀態沒變。只是因為相同狀態每天都會再生，所以才會看起來像是沒變一樣（這就是新陳代謝）。

即使認為自己的膝蓋已經到了「只有動手術一途」階段的人，只要透過適當的保養，也能讓軟骨再生。所以，如果您是「為了預防所以看這本書」，或是「膝蓋雖然有點痛，但為了不要繼續惡化下去，才想讀看看這本書」的讀者，那麼只要想著軟骨會充份再生的狀態就可以了。相信自己本身具備的治癒能力（自然治癒力），來守護關節軟骨。

・如果處於仍留有關節軟骨的狀態，可以靠著自我保養，讓軟骨再生到原本狀態。

・如果關節軟骨完全都沒了，雖然無法再長出「透明軟骨」，不過仍能靠著自我保養來促進「纖維軟骨」再生。長出來的「纖維軟骨」可以發揮緩衝的功用。

突然冒出專業用語，大家或許會覺得困惑，別擔心，我會一一解說清楚。請先將這二件事實記在心裡，帶著希望繼續讀下去！

關鍵就在關節軟骨的「黏滑液體」

人體約有二百六十個關節。關節是連接骨頭和骨頭的地方，因為有它我們才能活動，而其中的膝蓋，就是承受著體重的五～八倍重量，稱作負重關節，一個相當辛苦的部位。它連接了大腿骨和脛骨。

膝蓋的透明軟骨，位在大腿骨接近脛骨的表面，和脛骨接近大腿骨的表面（六十八圖）。請想像它是覆蓋在大腿骨和脛骨二個骨頭端的一層潤滑層，是為了防止骨頭互相喀喀碰撞裂掉的緩衝。

整個關節軟骨有七十～八十％都是含水的**透明軟骨**，摩擦係數（表示潤滑度的指標）為０．００５，超級潤滑。不只有膝蓋，存在身體關節處的軟骨（將它們叫做關節軟骨），都是這種透明軟骨。

它們的表面看起來像玻璃一樣透明，所以叫做透明軟骨，多虧有透明軟骨，我們才能跑跑跳跳闊步行走。由於有軟骨緩衝幫我們緩衝掉體重好幾倍的重量，所以我們才能順利的站起來。

沒有神經和血管的關節軟骨，會從滑液接收營養，當關節軟骨承受體重時會被壓縮，滑液會移動，藉此傳送營養給關節軟骨細胞。

出現滑液這個詞。人體關節，全都有叫做關節囊的袋狀組織包覆著。關節囊裡面有滑膜細胞，這個細胞會分泌出叫做滑液的滋潤液體。這個滋潤的液體裡面含有對減少關節摩擦有幫助的成分，和軟骨細胞的營養，以及它的成長成分。

在修復那樣的軟骨時，如果正處於受傷的時候，就要在沒有承受體重的狀況下常常活動，藉此讓營養滲透進去。如果沒有受傷的話，負荷體重加些壓力，可以讓構造變得越來越強。

多麼低調能幹的「軟骨」

正因為有軟骨，我們才能闊步行走。如同前面所說，正因為有軟骨緩衝幫我們緩衝掉體重好幾倍的重量，才能讓骨頭如同浮在宇宙般沒有摩擦，得以順利滑動。

為了不讓滑動的關節位置跑掉，關節裡的骨頭會有韌帶、關節囊還有半月板將它們連接起來。

膝關節的軟骨，有前面說過的「由透明軟骨形成的關節軟骨」，還有「由纖維軟骨形成的半月板」，這兩個守門員的保護機制會在膝蓋受到衝擊時，守護我們。

覆蓋在兩根骨頭表面的關節軟骨（透明軟骨）非常精密且容易損壞，但是摩擦係數卻非常傑出，相當滑潤。另一個構成半月板的纖維軟骨，跟透明軟骨比起來，摩擦係數大而且感覺有些粗粗的，具耐受力，具較強的伸展性。

因此，半月板成為支撐上方和下方骨頭的安定裝置（穩定器）。當我們跪坐時，膝蓋外側的半月板，會往關節後方脫臼呈現被拉扯的狀態，但卻不會因此損壞而能再回到原來的位置，就是因為它是由纖維軟骨形成的關係。

退化性膝關節炎早期，雖然關節軟骨仍會有少許殘留，但是關節空隙會呈現變窄的狀態，所以有時會傷到半月板。

半月板若有損傷，膝蓋在彎曲、伸直時會覺得疼痛或卡卡的。嚴重的話，膝蓋會積水（滑液），或是膝蓋會突然動不了，呈現「鎖住」的狀態，因而會痛到幾乎無法走路。

位於膝關節骨頭表面的透明軟骨和骨頭之間的半月板（纖維軟骨），是一種有些不同的軟骨組織。

它們雖然不顯眼，但是各自默默的做著他們該做的事。真是低調又能幹呀！偶爾也請他們當當主角，在下頁的「軟骨劇場」，讓我們更進一步的了解他（？）們吧。

軟骨劇場①

關節軟骨長這樣！

關節軟骨（場所名）是由透明軟骨（材料名）形成，水分佔了 70 ～ 80%。擔任吸收衝擊的角色，維持沒有摩擦，光滑滋潤的表面。

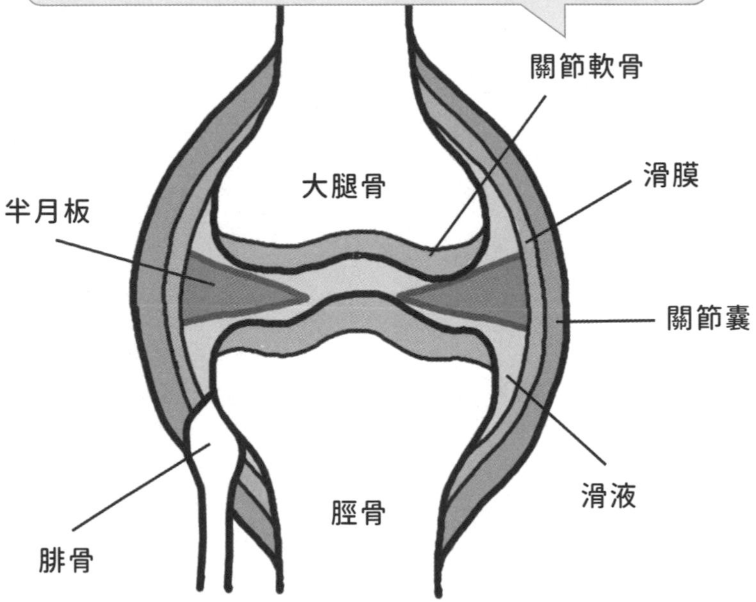

健康的關節軟骨，狀態會像含有大量水分的海綿那般。
表面帶有微電，大腿骨的軟骨和脛骨的軟骨會互相反彈，保有空隙。

如果負重的話

因活動而讓關節承受體重時，會從關節軟骨壓出滑液，關節會壓扁。

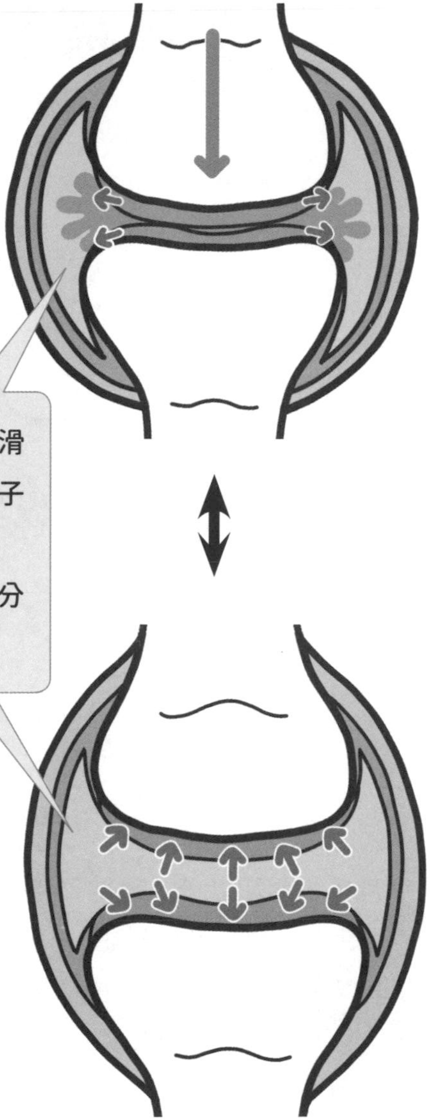

· 關節中的水分也就是滑液，會從包著關節的袋子內側（滑膜）分泌。
· 滑液裡頭含有滑潤的成分和軟骨的營養成分。

除掉負重的話

一旦沒有負重了，滑液會往關節軟骨移動，滋潤軟骨細胞。

可是持續施加強大負荷的話，就會漸漸難以回到原樣，呈現「磨損」狀態。

軟骨劇場②

半月板長這樣！

纖維軟骨＝比透明軟骨更硬，更耐拉扯

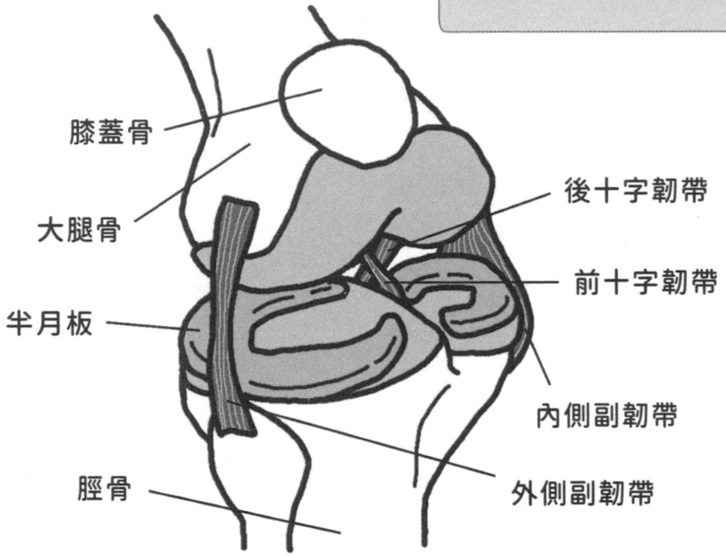

半月板和關節軟骨（透明軟骨）不同，它是由含有粗膠原纖維束的纖維軟骨所形成。

關節負重時，大腿骨軟骨和脛骨軟骨之間的空隙會變窄，半月板的所在位置會消失，脫離原本固定的位置（脫臼）。一旦沒有負重又會回到原來位置，但是如此的反覆，也會傷害內側較薄的部位。

半月板

半月板中央（約 2/3 的地方）較薄。

做負重「承受體重、膝蓋扭轉」的動作，容易引起斷裂。

這個較薄的部分難以自然再生。

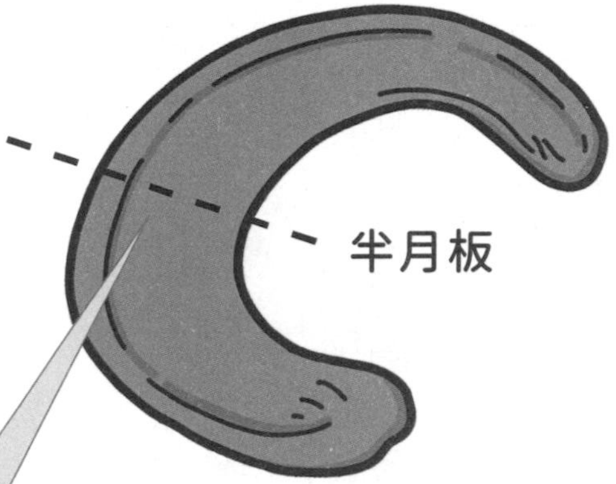

剖面圖

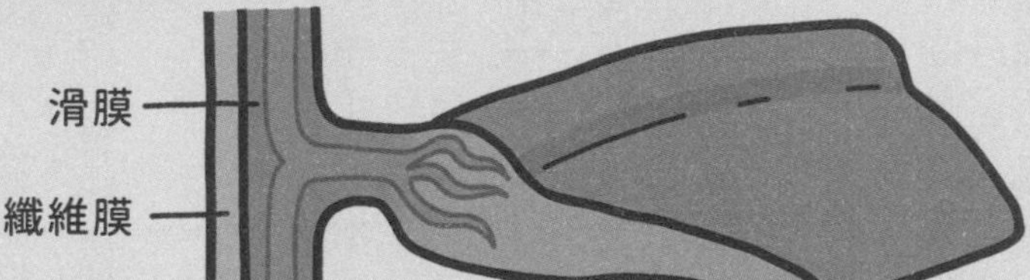

- 依部位不同厚度也不一樣，外側邊緣有血管和神經分布，只有一點點厚度

靠自己讓軟骨增加的「擺盪小腿體操」

前面我有寫到「吃完止痛藥照常繼續走路萬萬不可！」。疼痛是發送訊號給腦部，要它啟動修復軟骨的運作機制，多虧有這個訊號，血液才會往患部集中，開始修復。

可是，關節軟骨和半月板的中央較薄部分並沒有神經或血管。

也就是說，它們不會注意到「哎呀！磨損了！」、「糟了！裂掉了！」，因此不會馬上感到疼痛。

沒有血管意味著，它不具備像手指被割到時，會利用「發炎↓疼痛↓血液往患部集中↓用纖維覆蓋↓修復」那樣的機制來快速修復。或許是因為它這個特徵，大家才會誤會「軟骨不會再生」吧。

可是，軟骨平常也會損傷，然後修復，雖然它沒有血管，但是它仍然具備補給必要營養或代謝時所需的路徑。

代替血管工作的就是「滑膜」，它是位在「關節囊」這個包覆著關節的袋狀組織內側的膜。**滑膜細胞會分泌關節囊內的滑液，補充營養給軟骨細胞，並接受不要**

的老舊廢物。

促進這個營養、代謝時，可以動一動關節，伸縮關節囊給與滑膜刺激。因此，不能一直保持同一個姿勢不動。

這對身體的哪個關節來說都是一樣的道理，比方說骨折了，要快點做復健治療，就是因為促進關節軟骨的營養或代謝很重要的關係。如果太晚做，骨頭就會黏在一起，關節就會變僵硬（關節攣縮）。

說得更具體一點，在促進關節軟骨的營養、代謝時，伸展壓縮關節囊（這個囊內的滑膜），給與滑膜細胞刺激的運動最有效。這是我在進入大阪市立大學骨科時，當時的山野慶樹教授想到，並寫在論文中的方法。而我將它按照我的想法改成之後會介紹給大家的「**擺盪小腿體操**」。

事實上，《一百歲也能行走自如》也介紹過這個「擺盪小腿體操」。但是有很多人會使用大腿肌肉的力氣去搖晃雙腳，所以為了讓大家的執行效果能更好，我把這個體操的過程做了修改。雖然使用大腿的力氣去搖晃小腿，不能說完全沒效，但是**用手抱著腿，讓大腿肌肉處於無施力狀態，讓小腿擺盪，會是更有效的作法。**

當腿處於沒有施力的狀態去擺盪時，如果穿著拖鞋，拖鞋會順勢甩飛出去。

用手腕的力氣擺盪小腿三十次的話，滑膜會伸縮。關節的空隙會打開，滑液會滋潤軟骨。

詳細作法我在第三章（一百三十〇頁）會附上照片解說，到時仔細看著示範者的美腿照片，試著把拖鞋甩飛出去。

危險！「剛起床」、「一直保持相同姿勢」，軟骨會處於乾巴巴的狀態

希望大家一定要把「擺盪小腿」當成早上剛起床時的習慣。

為什麼最推薦在早上做呢？這是有理由的。

早上起床時是「軟骨最乾燥」的時候。

軟骨當中的水分，在睡覺時會往下掉。一小時後翻身時，水分又會往另一邊的

方向移動。大家睡覺時，應該都不太會動吧。不管睡相再怎麼糟的人，剛起床時的軟骨都非常乾燥。如果在軟骨幾乎乾巴巴的時候去壓扁它的話，會很難再恢復原狀。

早上起床後，我想大家都會去上洗手間，從床邊走下來到洗手間，我統計「平均會走十七步左右」，而在走這幾步路的時候，身體一樣會加給軟骨五倍體重的重量。這時候沒有水分滋潤的乾燥軟骨最容易損壞。如果住在豪宅裡，從床邊走到洗手間的距離會更遠，軟骨就會被壓得扁扁的。

同樣，如果工作時一直使用同一個姿勢不動，或是很專心的一口氣追了二、三集喜歡的劇之後「馬上站起來」，對軟骨的損傷也會很大。

在站起來之前，要承受體重前，要踏出一步前，先擺盪小腿三十次，再去做下一個動作。

雖說左右都要做三十次，不過也只需要做一分多鐘就做完了。只要做這個體操就能讓滋潤的滑液充滿軟骨，就能讓它不容易裂掉。請一定要培養這個習慣。

關節軟骨完全沒了還能用「纖維軟骨」替代

伸縮滑膜，加以刺激滑膜細胞的話，滑膜細胞會在還有軟骨的關節內，分泌滋潤的滑液。這個液體有水分和玻尿酸、軟骨素這些潤滑的成分，還有軟骨的營養成分和生長因子含在裡面。

關節軟骨（透明軟骨）無論壓得多扁、磨損掉多少，只要還有殘留，就能藉由滑液補給營養而得以修復（再生）。請大家要做「擺盪小腿體操」，確實給軟骨營養之後，再從事日常的活動。

為了預防膝蓋疼痛而看本書的讀者們，請過著這種良性循環的生活吧！

若是已經惡化到退化性膝關節炎中期之後，大腿骨和脛骨會互相撞到，沒有軟骨了，下方骨頭會有微小骨折的人，最重要的是不要因此放棄，依舊要做本書介紹的「擺盪小腿體操」等療法。

如果已經完全沒有關節軟骨（透明軟骨）了，那麼就算供給它營養，關節軟骨也不會再生，但還是可以長出能代替它發揮作用的「纖維軟骨」。

退化性膝關節炎的治療法當中，有個叫做「截骨手術」的方法。有人做過這個手術之後，腿會變得很直，膝蓋也不再疼痛了。曾有醫生的報告中指出，用關節鏡一探做過截骨手術後不再感到疼痛者的膝蓋之後發現，完全沒有軟骨的地方，長出了纖維軟骨。

這個截骨手術為什麼能去除膝蓋疼痛呢？這是因為走路時，負重的地方改變了的關係。

到了退化性膝關節炎中期以後，原本走路時，負重會通過膝蓋內側（五十五頁右圖、五十九頁圖），但做了截骨手術之後，這個負重會回到關節的正中央。

負重位置改變後，以往疼痛的內側膝關節會產生空隙，而外側膝關節的軟骨還有殘留，所以能夠無痛行走。雖然膝蓋關節已經沒有內側軟骨了，但是骨頭之間有空隙，所以不會互相碰撞，步行時就會如同在做「擺盪小腿體操」一般，處於擺盪的狀態——這時候的狀態會因為關節內骨頭之間有了空隙，滑膜伸縮所產生的滑液，會去滋潤軟骨。

在骨頭不互相碰撞的狀態下擺盪雙腿，內側就會再生纖維軟骨。這和切到手指之後，引起發炎，結果會用纖維覆蓋再生的機制是一樣的。

事實上，巽式・保守療法，也是使用和這個截骨手術相同的運作機制，讓纖維軟骨再生。

不過，即使利用「擺盪小腿骨操」誘導纖維軟骨再生，但以往的走路方法仍舊沒有改變的話，新長出來的軟骨也會馬上就被磨損掉。因此就會需要用到之後會提到的，使用內收肌的「大腿內側走路法」，請帶著期待繼續看下去。

膝蓋積「水」的話該怎麼辦？

說不定很多人都有過膝蓋「積水」的經驗。

當關節內的軟骨或半月板受傷時，會因為自然治癒力發揮作用，而分泌很多的滑液。

平常，關節內幾乎沒有血管，但是當發生對關節來說的「緊急狀態」時，滑膜會一條接著一條的生出血管（叫做新血管），血液會開始流通。緊急狀態指的是進展到退化性膝關節炎中期以後，或關節內有壞菌侵入時，或因痛風等原因膝蓋產生結晶的時候。

接著，分泌旺盛的滑液會有白血球進入，啟動和切到手指時相同的運作機制，想要治好它。也就是自然治癒的其中一環會運作，開始發炎。再加上滑液的量增加了，於是關節內的壓力會變大，膝蓋就會感覺疼痛。

軟骨下方骨頭所產生的微小骨折、壞菌、結晶這些原因一旦消失，新生的血管就會不見，滑液會回到原本的量。如果這些原因一直不消失，滑液會持續增加，膝蓋關節會腫得鼓鼓的，因為這個內壓而變得難以動作，疼痛也會變更嚴重。

如果去找骨科醫生，他會用注射器將水抽出。做這個處置很重要，這樣才能讓我們照常過日子。不過，一旦疼痛減輕，就要找出疼痛的原因，把它處理好。

為了能夠找到原因，可以請醫生檢查一下抽出來的滑液。放到顯微鏡下檢查，如果是壞菌或結晶造成的，馬上就能知道，所以要鎖定原因，針對肇因接受治療。

希望大家盡量避免反覆用注射器抽出積水，或頻繁的注射類固醇。因為「積水」是身體引起的「自我防禦反應」。重要的是要找出積水的原因並處理好，讓膝蓋不要再積水。

如果膝蓋遲遲不消腫，可以在治療原因的同時，也試著做一下可促進滑液吸收的按摩。如果膝蓋沒有發熱的話，做這個按摩OK。因為這個時候膝蓋關節周圍的血液循環會變差，所以請務必要泡澡溫暖一下膝蓋，試著在浴缸裡做下一頁介紹的「促進滑液吸收的彎曲伸直&按摩」。

當膝蓋發熱腫脹時，表示它正處於發炎嚴重時期，血液正集中在這裡打仗以便能治好它。為了讓發熱冷卻下來，這時請保持靜養。

我感覺最近有很多人因為打類固醇產生的副作用而感到困擾。**頻繁的打類固醇，所產生的副作用就是「類固醇引發骨壞死」**。

類固醇會阻止細胞中的粒腺體（mitochondria）發揮作用，恰好能治發炎，讓人覺得好像治好了，但是效果不會持續。而且一旦發生骨頭壞死，就算休息不動的時候也會感覺疼痛。

促進滑液吸收的按摩 & 彎曲伸直

膝蓋髕骨正上方，有積水的關節囊。用兩手掌好像要夾住它，把這裡包起來，輕柔的搖動這個地方。

1

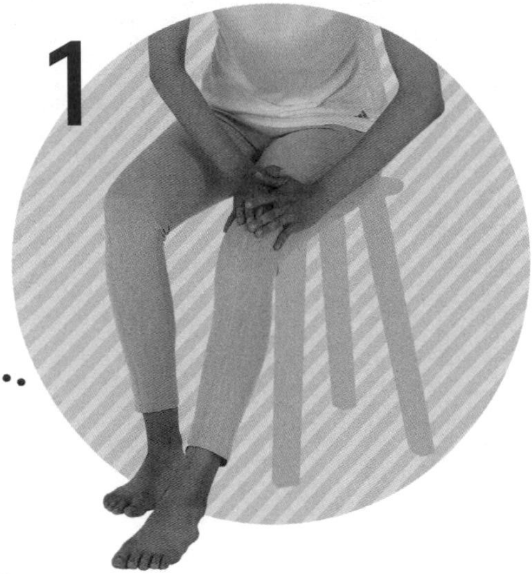

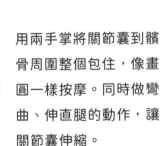

2

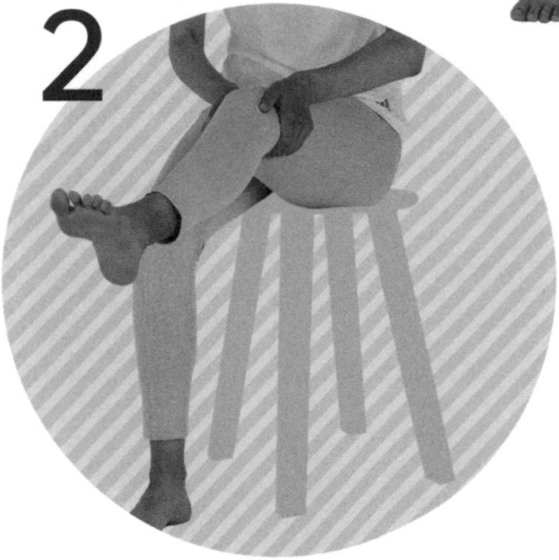

用兩手掌將關節囊到髕骨周圍整個包住，像畫圓一樣按摩。同時做彎曲、伸直腿的動作，讓關節囊伸縮。

＊如文中所寫，當滑液積到膝蓋腫脹，膝蓋因內壓而嚴重疼痛時，請找骨科醫生幫忙把積水抽掉。

巽式．「不會磨損軟骨的走路方法」

「雞走路」會讓軟骨磨損

從診療過的一萬四千名有退化性膝關節炎的患者那裡，我了解到「有某些生活習慣會造成膝蓋的負擔過重」。其中一個習慣就是從很多患者身上都可見到的「雞走路」（三十九頁圖）這個獨特的走路方法。

雖然這是我看了患者的走路方式，以它的特徵而取「雞走路」這個名字，但是若是站在車站裡面的廣場，看一看來來往往走過的人群，你會驚訝年輕世代竟也有這麼多人都用「雞走路」的姿勢在走路。

說不定就是因為現在有非常多人都是用這種姿勢走路，所以才會有越來越多得到退化性膝關節炎的人。——當我發覺到這點之後，我才領悟到不良姿勢導致的「雞走路」方式，是導致退化性膝關節炎一個很大的原因。

這是頭會往前突出，特徵明顯的不良姿勢。如果一直用這個姿勢走路，到後來頭不前後稍微搖晃一下，身體就會無法平衡而沒辦法前進。這不就跟雞走路的方式一樣嗎？這種走路方式會勉強膝蓋負重，也是差不多要無法走路的「開端」。

不管吃東西或工作或日常生活中的動作，有很多時候都會用到「身體向前傾」的姿勢。像是日本人特有的用手拿著食器，頭伸往器皿上方進食的用餐姿勢，或是操作電腦、廚房的工作、用吸塵器吸地、裁縫、務農、庭園工作……都會用到這個姿勢。當我回想自己一天所做的事，也發現有很多時候，我都會用到手伸向身體前方，身體往前面傾斜的姿勢。

照理說人類站立時最輕鬆的姿勢，並不是靠骨頭撐，也不會無端的讓肌肉緊繃，而是順著身體原有構造所形成的姿勢去站最輕鬆。充滿水的頭蓋骨裡，浮著腦脊髓液的頭部重量，平均約為六～八公斤。若能像西方人一樣，讓頭部好好的位在肩膀上方的話，就能靠著脖子和背、腰的S彎曲弧度和骨盆等部位幫忙而取得平衡，不需費力就能支撐頭部（二十六頁）。

然而，這麼重的頭，如果超出肩膀向前突出的話，從後方支撐頭部的負擔就會增加二～三倍，這些負重會壓在後面支撐頭部的脖子肌肉（僧帽肌）上。也會讓支撐背部骨頭的多裂肌這個深層肌肉，不斷的去做多出來的工作。這就是造成肩膀跟著緊繃的原因。

頭往前突出的壞處，不只是造成上半身僵硬而已。為了和往前突的頭部取得平衡，背部會往後方突出，腰椎的前彎弧度也會消失而變成駝背（左圖）。

一旦駝背，腰椎和骨盆就會往後傾。受到骨盆影響的大腿骨就會往外側扭轉，膝蓋關節也會向外，變成所謂的走路外八。如此一來，膝蓋會越來越難伸展，輕微彎曲，變成O型腿。

一旦變成O型腿，走路時就會用腳的外側踩地，腳趾會變得難往上抬。於是會在什麼都沒有的地方絆倒，增加跌倒的風險。

一直以這個狀態繼續活動，負重會偏到內側膝蓋關節上。在平地走路時負重會變五倍，下樓梯時會有八倍的體重集中加在內側膝關節上，所以內側軟骨會一下子就磨損光了。

雞走路姿勢會有這種壞影響

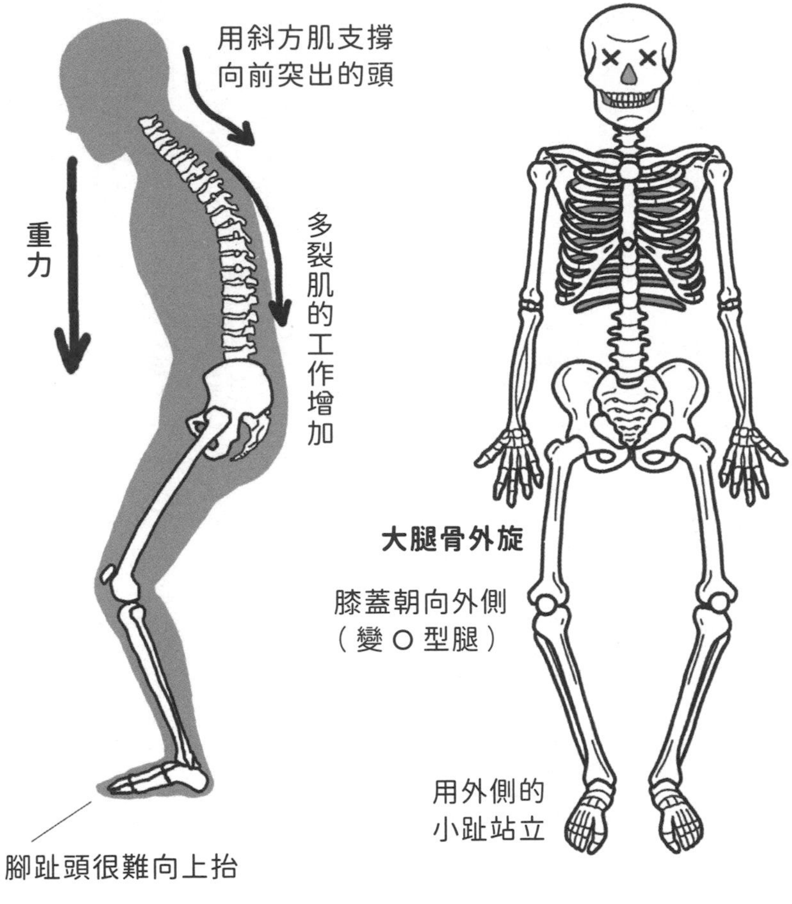

軟骨會「偏一邊」漸漸磨損

因為我知道軟骨只要還有剩，即使只剩一點點也有再生的可能性，所以當我在思考退化性膝關節炎患者的治療方法時，會去調查患者的「軟骨還剩多少，哪裡還有剩？」。調查後發現，大部份的患者，都是偏內側沒軟骨（O型腿）。通常，關節軟骨不會兩邊平均磨損。

來看病的患者，大約九十%都是膝蓋內側軟骨磨損的O型腿，只有很稀少的患者，是膝蓋外側關節軟骨磨損的X型腿。

六～十二歲的女性，有很多會用大腿內側走路，自然的形成X型腿，但隨著漸漸成長，腿也會逐漸變直。大人有X型腿的，大多是腿長的人，像盤子形狀的膝蓋骨（髕骨）位在比較高位置（比一般人更上面）的人，比較多X型腿。會變成X型腿的詳細成形機制至今仍不清楚。

只有一隻腿是X型腿的人，大多另一條腿的髖關節會不太好。

當髖關節漸漸變形，髖關節不好的那條腿，會比另一條腿還短。這是因為髖關節位在腿的根部，如果這裡變形，這個根部就會往身體上方移動。如此一來，若將髖關節沒問題的那隻長腿，跟另一條腿併在一起相比，就可以看得出是X型腿。

像這樣的案例，我會優先治療髖關節這個肇因，讓左右兩腿的長度能變得一致，治療髖關節的過程中，也會用保守療法治療膝蓋，髖關節和膝蓋關節，兩邊都治療就是根源治療法。

關節軟骨的內側和外側都平均磨損的情況，是屬於前面說過的，叫做類風濕性關節炎的病。因為原本抗體應該要去攻擊不屬於自己身體的異物，但是竟然跑來攻擊自己的軟骨而引發的疾病。原本應該保護身體不受異物傷害的免疫力出了問題，或是軟骨變質成為異物，所以才去攻擊它，目前仍然原因不明。

在日本有九成以上的人是「O型腿（膝內翻）」，膝蓋內側的軟骨有磨損。而約有五%左右的人是「X型腿（膝外翻）」，膝蓋外側的軟骨有磨損。剩下的則是因為類風濕性關節炎引起的內外側軟骨都磨損。

結論就是絕大多數的患者是O型腿變形，只有膝蓋內側軟骨磨損、疼痛的人。

另外，**若早期階段想知道自己到底是O型腿還是X型腿，可以檢查常穿的鞋子鞋跟**。O型腿的人走路時，體重會加在外側，所以只有偏外側會磨損，相反的，X型腿則是內側會磨損。

如果看見O型腿或X型腿的徵兆出現，最重要的就是要去改善不良姿勢或走路方法，減輕對膝蓋造成的負擔。

軟骨的磨損型態

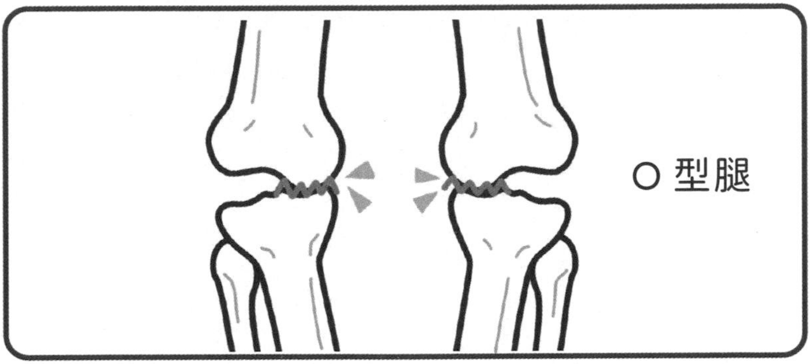

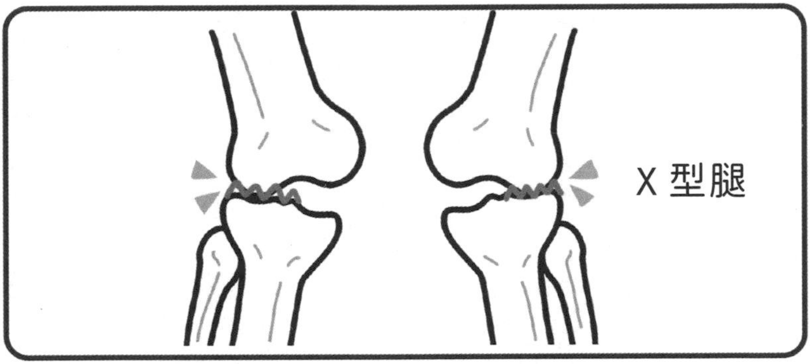

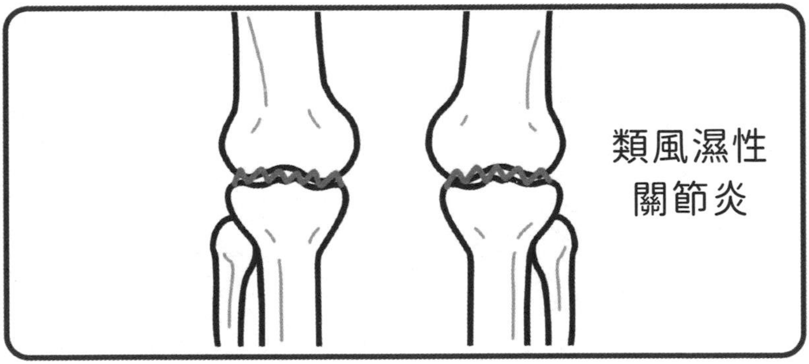

O型腿的人走路要用以大拇趾為重心的「大腿內側走路法」！

即使你不自覺，但如果有駝背或圓肩、頸椎過直等「不良姿勢」的話，就有很大的可能是O型腿，屬於「雞走路」的人。注意一下是不是無意識的膝蓋會傾向「外側」，走路時腳的大拇趾會懸空。

而X型腿的人，會無意識的傾向「內側」，走路時腳的小拇趾會懸空。去檢查前面說的「鞋跟」就能知道你是什麼腿了。

讓我們脫離雞走路的方式，改成對膝蓋好的走路法。

本書介紹的走路方法，是能夠讓你姿勢正確，對改善O型腿或X型腿有幫助，減輕膝蓋負擔，形成良性循環的走路方法，所以請務必掌握要領去做。

先從有O型腿的人適用的走路方法開始說明。**有O型腿，覺得膝蓋內側關節有問題而感到煩惱的人，請使用「內收肌」這個肌肉群來走路**。我將這個走路方法取名為「大腿內側走路法」。

要怎麼走呢？詳細走法在第三章會有相片說明。

重點是走路之前先坐著練習。先將雙手放在膝蓋，讓膝蓋處於和平常走路的相反狀態，練習將體重重心放到大拇趾上。先坐著練習如何用小趾著地。藉此感受「正確使用身體」的訣竅。

以大拇趾為重心時，會用到的肌肉就是「內收股」。內收肌這個肌群，就如文字表面寫的，是「內收的肌肉群」，內收是指收起大腿的動作，也就是「連動髖關節將大腿往內關閉收起」的意思。它是依附在大腿骨的肌內群，如果這個肌肉群太弱，會讓大腿骨外開（內收的相反，向外側張開）、外旋（向外側扭轉），也就是變成所謂的外八，因而加速變成O型腿。

總之，內收肌衰弱　大腿外旋，會讓O型腿變形加快。

此外，已知道內收肌和支撐內臟的骨盆底肌群相連以支撐骨盆，它也能提升腹肌活動的支撐姿勢。

因此，一旦內收肌太衰弱，對骨盆底肌群或腹肌也有不好的影響，隨著年紀越來越大，會和漏尿、直腸脫垂、子宮脫垂等也有關係。總結來說，內收肌，是中高齡者做肌肉訓練時的一大重點。

只是，這個內收肌，不但很難鍛鍊，而且如果沒有刻意的去使用它，就很容易

內收肌是什麼？

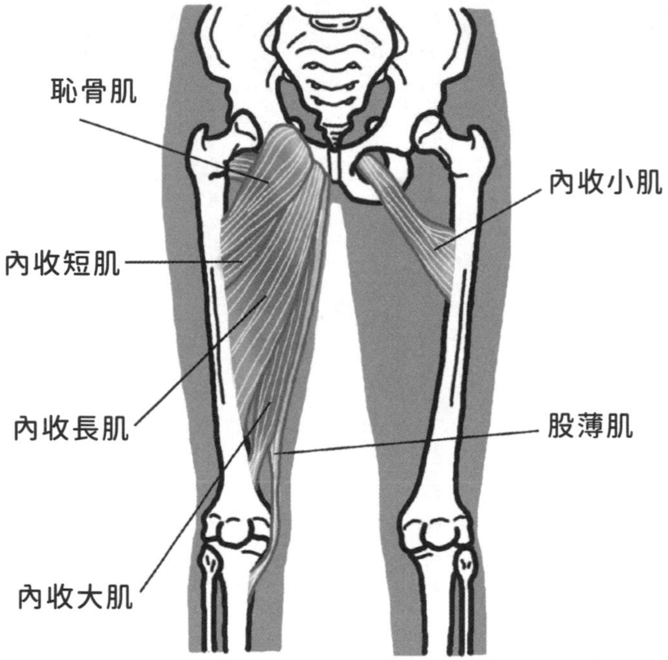

是這些肌肉的總稱

變弱。所以請試著將第三章的內收肌訓練加入日常生活中。因為那個訓練方法躺著就能做，所以在空閒時間就能一邊看搞笑綜藝節目，順便輕鬆的訓練一下。

要刻意的使用內收肌走路。這種走路方法可以鍛鍊內收肌，也能脫離雞走路的姿勢，是一種可以預防各種問題的走路方式。這個走路方式需要刻意練習一段時間，或許會覺得這樣的走路方法多少有點彆扭不太自然，不過只要持續這樣走，身體就能記住，之後就能自然的用這種方式走路了。

使用大腿內側肌肉（內收肌），將膝蓋往內側推，就可以製造大腿骨和脛骨之間的空隙，讓體重移往大拇趾的方向，這種走路方法就是「大腿內側走路法」。這個走路法，是我在診療退化性膝關節炎患者時，得到靈感想出來的走路法。

在拍患者的X光片時，如果用「加壓攝影」的方式去拍，內側關節會打開，產生空隙。「加壓攝影」是指加壓膝蓋之後拍攝的X光片。如果只看從外側推壓膝蓋的加壓X光片，會覺得看起來就像是沒有退化性膝關節炎的人的腿，也就是軟骨是正常的狀態（九十五頁圖）。

實際上力氣一放掉，膝蓋就會回到原本狀態，內側的骨頭又會撞在一起，但是如果從外側推壓的話，就會有空隙產生。既然這樣，那麼刻意使用內側大腿，製造出像在加壓攝影時那樣的空隙之後再來走路的話，應該也能減輕軟骨的負擔才對！由於這個發現，才讓我想到「大腿內側走路法」。

這個走路法如果能夠防止大腿骨和脛骨相碰撞所引起的微小骨折，就能消除劇烈疼痛。

然後，讓「擺盪小腿體操」再生出來的軟骨不再磨損，就能走路。

O 型腿的人適用的「大腿內側走路法」的原理

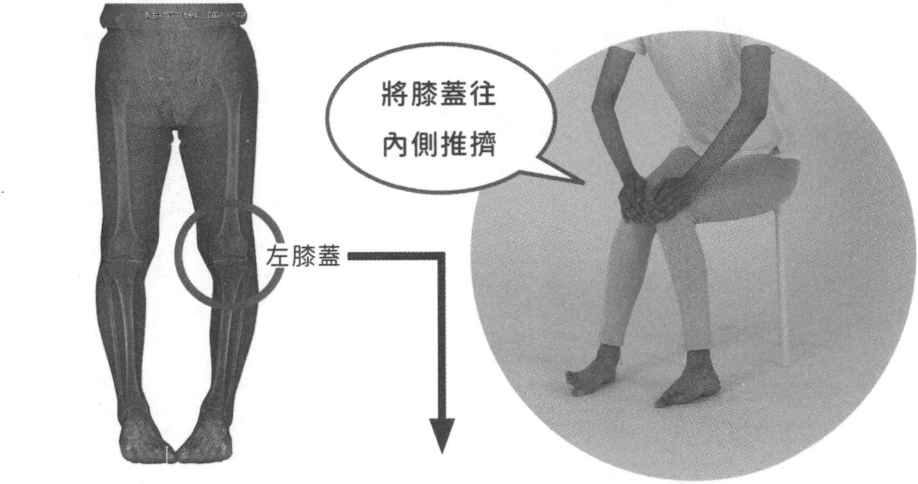
將膝蓋往
內側推擠
左膝蓋

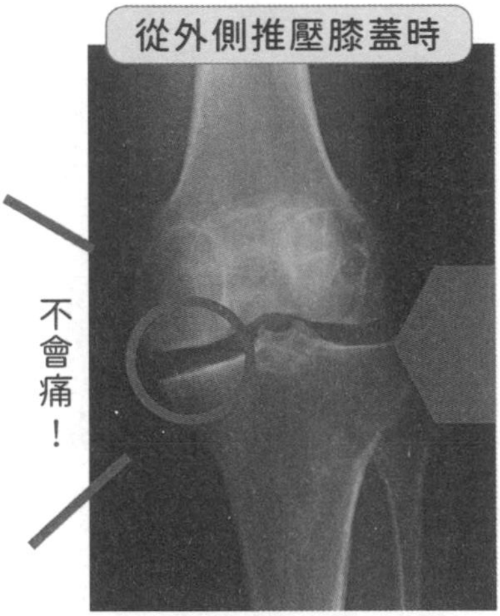
從外側推壓膝蓋時
不會痛！

從外側（有腓骨的那邊）加壓，則內側的關節會有空隙產生

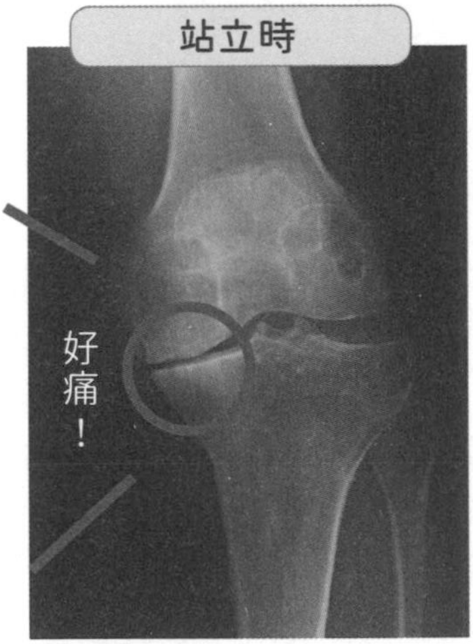
站立時
好痛！

O 型腿的人，內側骨頭會相撞

X型腿的人走路要用以小趾為重心的「一直線走路法」！

另一種X型腿的人，膝蓋會往內側倒，外側的軟骨會磨損，大腿骨和脛骨會互相碰撞。這型人走路時，腳的小趾總是會懸空。這時若用兩手從內側推壓兩邊膝蓋之後站立，就能讓外側關節張開，守護外側的關節軟骨。X型腿的人，拍「加壓攝影」時，要**從內側加壓膝蓋，以產生外側已消失的關節空隙**（左圖）。和這個要領相同的走路方法就是X型腿的人適用的「一直線走路法」。

往前走路時，前面先踏出去的腳放下時，要放在後腳稍前方的地板上。這個走路法，不需使用特定的肌肉就能走。想像眼前有一條線，照著那條線走路的感覺。把自己當作模特兒，優雅的「走在一直線上」！

要怎麼走？我會在第三章附上相片解說。重點就是，走路之前，先坐著，將手放在膝蓋，加上體重重量，從將腳的重心放在「和平常膝蓋狀態相反」的小趾那邊，從讓腳的大拇趾懸空踩地開始練習。

X 型腿的人適合的「一直線走路」原理

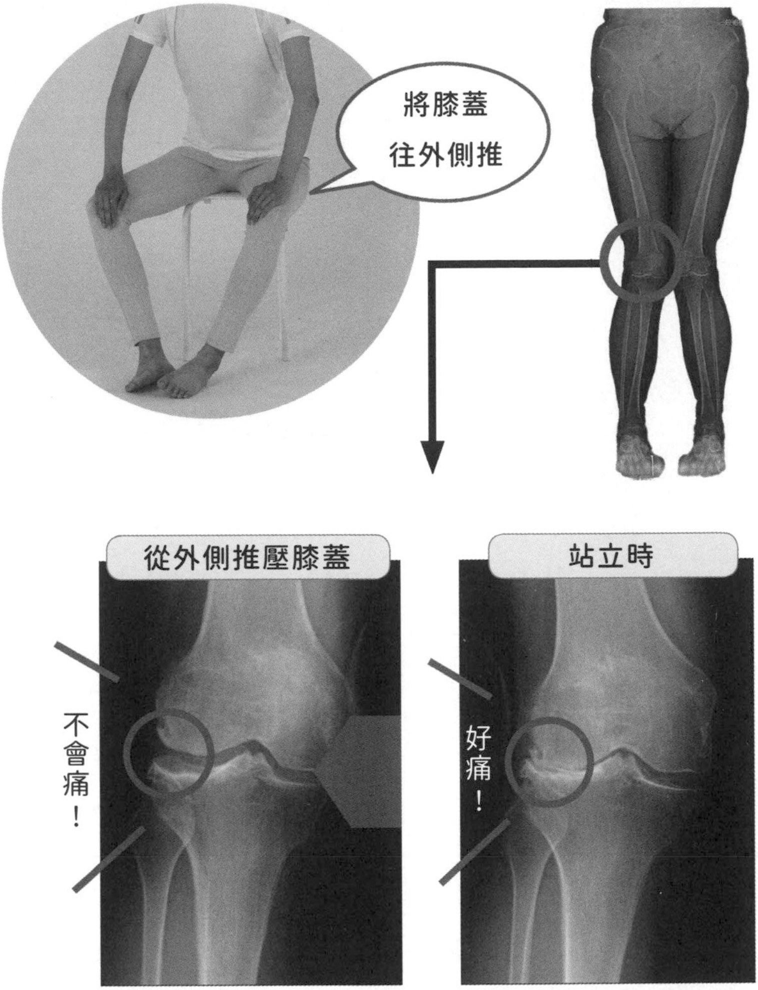
將膝蓋
往外側推
從外側推壓膝蓋
不會痛！
站立時
好痛！

從內側推膝蓋可以打開外側的關節空隙

X 型腿的人，外側的骨頭會互相碰撞

「喚醒腳底」才不容易跌倒

接著分別來說明O型腿、X型腿要用什麼走路方法保護軟骨。首先，踏出步伐前要先「站好」，這比什麼都重要。

「站好」的關鍵在於「腳底」。

腳底有沒有確實踩在地面上很重要，按摩腳底和腳趾頭會有幫助。這個按摩也能放進每天的身體保養中，在站立之前做一下會很有效果。

現代人有很長的時間，都把腳趾頭塞在襪子裡或窄小的鞋裡，腳趾頭也因此退化而引起各種疾病。最有名的就是拇趾外翻，其實腳底有很多穴道都和內臟有關聯，所以有時這個地方也會招致內臟功能低落。

原本，應該和手指頭一樣獨立作用的五根腳趾頭越來越沒活動，或腳關節越來越沒去動它而造成腳掌的弧度消失，因而增加了不少「沒辦法站穩站好」、「容易跌倒」、「容易姿勢不良」的情形。當失去平衡站不穩，腳就會踩空而容易跌倒。

腳悶在鞋子裡面，連帶腳趾頭也容易得香港腳或灰趾甲。讓我們一根一根的動一動腳趾頭，把它們變成能抓東西或放開東西，能好好活動的腳趾頭吧！

腳掌沒有弧度，就是「扁平足」，這種腳掌沒有緩衝。日本人特別多人有這個情形。現代人長時間將腳塞在狹窄的「襪子和鞋子」裡，讓腳一直不動，才會變成這種幾乎已算是「退化」的狀態。

在赤腳穿木屐或草鞋走路的時代不曾發生的問題，在現代卻發生了。我在診察患者的腳時也感覺到，簡直有太多人都沒有去活動原本應該要多活動的腳關節，才會導致腳關節已經快要變成不能叫關節的狀態。

請大家一定要定期保養找回腳原本的功能。第三章我會介紹「喚醒腳底」的保養方法。大家也可以在「泡澡時邊做」、「睡前在棉被上面做」，將這個保養時間固定下來也不錯。

因為泡澡時，身體的關節會變柔軟，所以想找回柔軟性的話，「泡澡時」、「剛洗完澡」時，是絕佳好時機。

此外，穿五趾襪或日式襪套、二趾襪這類的襪子也很好。還有，有夾腳帶的鞋，像是木屐、雪駄（下雪時會穿的日式人字拖）、夾腳拖鞋等，也對恢復腳趾頭或腳關節的功能有幫助。偷偷告訴大家，我也是木屐的愛好者，現在仍很常穿。

期間限定・小幫手！正確且熟練的使用「拐杖」

一聽到「拐杖」，有的人會說「絕對不想用」、「現在用拐杖還太早」、「用拐杖就完蛋了」避之唯恐不及。但事實並不是這樣。拐杖，只有在剛開始治療膝蓋疼痛的三個月或半年需要使用。希望大家也能改變對拐杖的想法。

並不是要你從此一輩子走路都要靠拐杖。**爲了能夠在走路時不去破壞好不容易製造出來的軟骨，應該「在限定期間內、正確的」使用拐杖來幫忙**。因此，我要跟大家說明該如何使用它。大約只要使用三個月，最長也只需使用一年。

使用拐杖有二個好處，一個是藉由拐杖，可以將一半的體重負擔分到拐杖那邊。這樣就可以保護做了擺盪小腿體操之後長出來的軟骨。

另外一個好處就是，當你在用「大腿內側走路」或「一直線走路」的方式改變走路姿勢時，拄拐杖可以防止你走路搖搖晃晃。

使用原則是，**要用不痛的膝蓋那邊的手來拄拐杖**，拐杖和會痛的腿要同時向前方伸出。**拄拐杖的位置是重點，要放在腳的正中，腳掌心那條線上。**

和平常走路一樣，手和腳出去時左右邊要相反，右手和左腳出去，接著左手和右腳出去（參考下頁圖）。

買拐杖時，要選可以「調整高度」的拐杖，將高度調整到拄著它時，手肘要能稍彎的高度之後再使用。看下頁圖的解說，在安全的地方開始練習使用。長年累月加壓關節的結果就是膝蓋會痛。短時間借助拐杖的力量，來幫助膝蓋吧！

左膝蓋疼痛

O 型腿適用的拄拐杖法

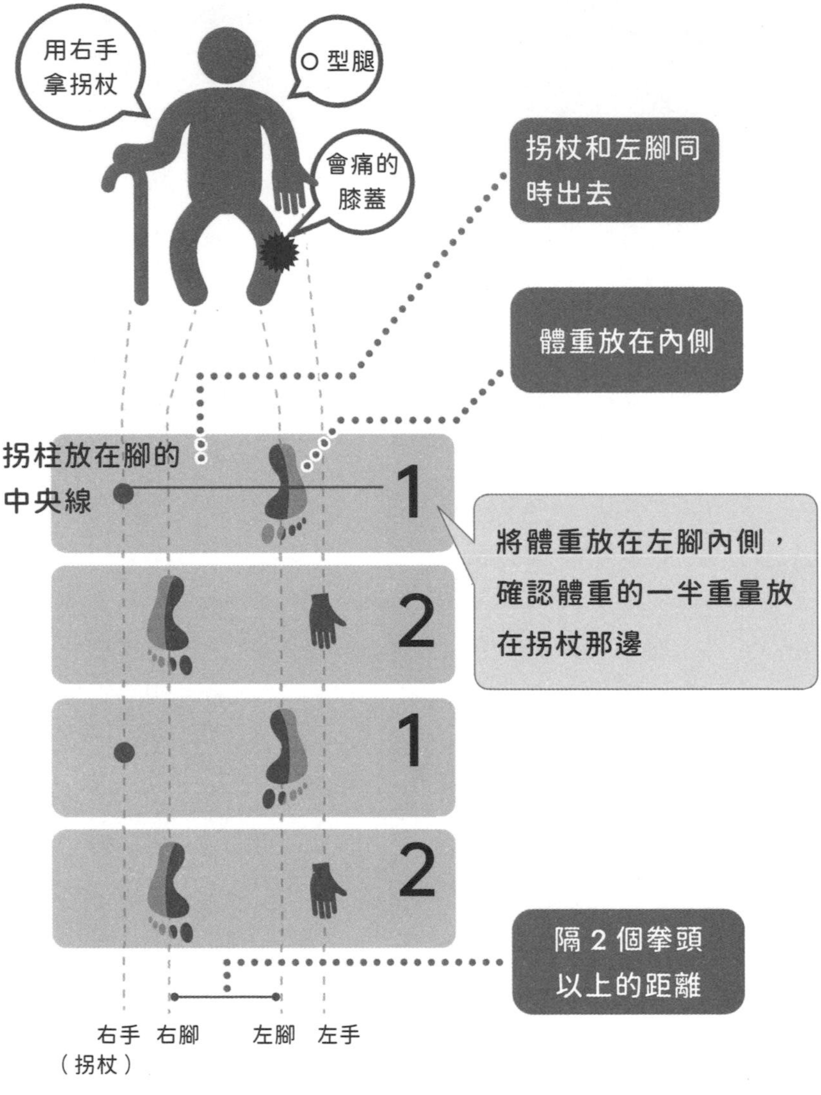

左膝蓋疼痛

X 型腿適用的拄拐杖法

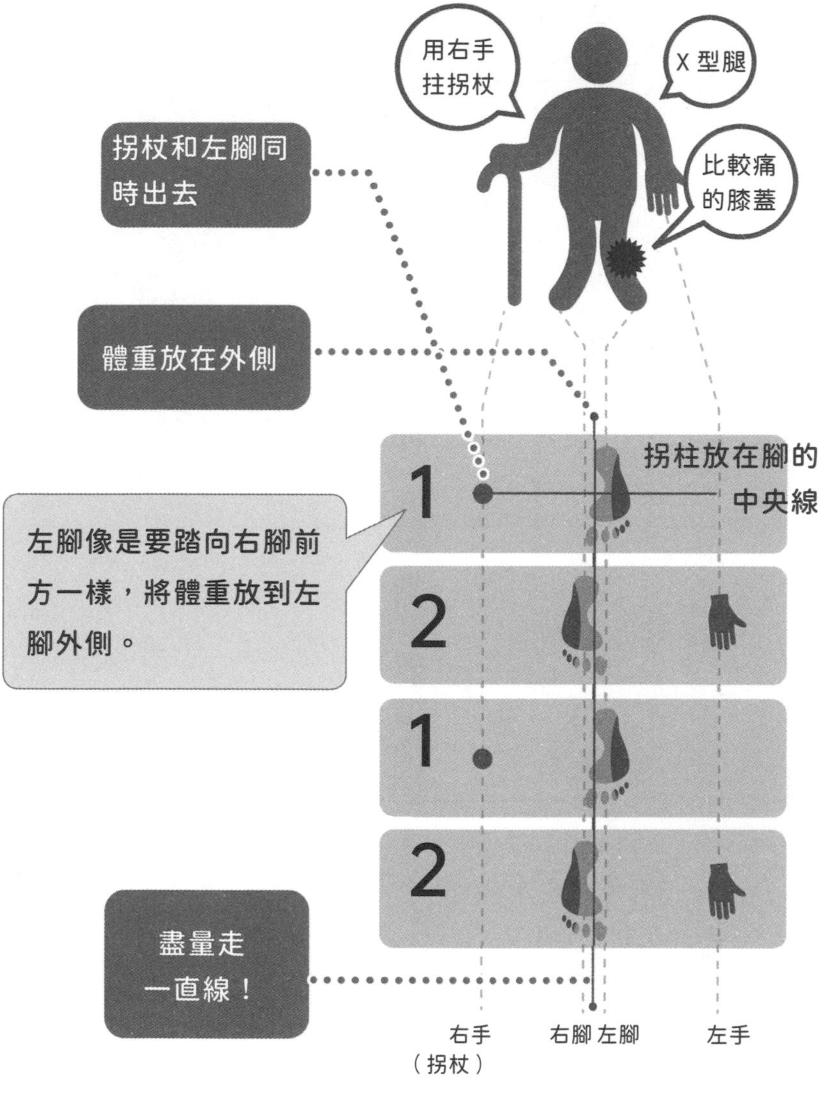

巽式．「安定軟骨．肌力提升訓練」

一邊看電視一邊做也OK！從「動一動」肌肉開始！

常常可以看到膝蓋痛的人會使用護膝之類的「護具」。使用護具可讓膝蓋不會左右搖晃不穩，可以穩定的走路，讓疼痛消失，或許很多人會因此覺得狀態好像好多了也說不定。

我們的身體具備了「肌肉」這個可穩定膝蓋的自然護具。當你穿了護具在膝蓋上，腿就會藉由護具得到支撐，但是也因為依靠護具，肌肉就沒事可做，而漸漸變成脂肪。

重新鍛鍊自己與生俱來的護膝，努力讓自己達到不需要穿戴護具也沒問題的良好狀態吧！

不用一下子就去做「肌肉訓練」也沒關係。如果以前都不太做運動的人，可以從刻意「動一動肌肉」開始試看看。

一邊看電視，一邊做抬腳、放下的動作，或是做一做踮腳後跟、放下腳後跟的動作。從這種簡單的運動開始做就行，這樣做就能增加活動肌肉的機會了。

這個動作我在第三章也會說明。除了動動腳之外，也可以向前伸出兩手，彎曲、伸直手肘，或將肩胛骨往內縮，往外張開，坐著看電視的時候，可以做的動作很多。務必想到就做一下、舒服的動一動。

動一動肌肉，可以讓血液循環變好，頭腦也會因此變得比較清醒，連帶的心情也會變好。

最近這個時代，肌肉也可算是「老後的資產」，所以也出現「存錢更要存肌肉」這類的說法。總之，動也不動，任憑肌肉偷懶不做事，資產會變少，這樣太可惜了。為了讓重要的肌肉不要減少，至少要先維持現狀，不妨刻意的動一動肌肉吧！

將股四頭肌變成「自己的護具」

如果你不想只維持現狀，想要進一步鍛鍊肌肉的話，可以鍛鍊走路時很重要的大腿前面肌肉「股四頭肌」，或鍛鍊我在「巽式・不磨損軟骨走路法」當中介紹的「內收肌」，將它們鍛鍊到差不多可當成自己護具的程度。

鍛鍊股四頭肌，可以讓膝蓋不要左右搖晃。為了預防軟骨磨損，守護做了「擺盪小腿體操」之後長出來的軟骨，這個穩定感相當重要。肌肉訓練可以實現「軟骨再生」、「擺脫疼痛」、「提升肌力」這三個好處。

我會在第三章介紹對膝蓋不會造成負擔的肌肉訓練方法，希望大家務必能將它養成習慣。

鍛鍊大腿肌肉對全身都好！打造健康的基礎

說到肌肉訓練，可能有些人會覺得「心裡知道必須要鍛鍊，但是覺得很麻煩」或是「感覺會很累，實在不太想鍛鍊」。

確實，輕輕鬆鬆就能做的運動效果通常不會太好，要稍微努力做，做起來有點辛苦，才會是有效的肌肉訓練。

但事實上，當你養成肌力訓練的習慣，就能期待有一箭雙鵰的幾個效果，不需要這個也做、那個也做做一大堆訓練就能達到，你會驚訝怎麼一點都不麻煩！

因爲包覆肌肉的「筋膜」，會在體內將全身肌肉串連起來，所以肌肉具有即使只鍛鍊腿部肌肉，也能將營養傳遞給其他肌肉的運作機制。

也就是說，如果鍛鍊了「對自己來說好處多多的肌肉」、「容易鍛鍊的肌肉」，也會對全身的肌肉都有好處！所以，如果膝蓋會疼痛或有膝蓋煩惱的人，鍛鍊股四頭肌或內收肌再適合不過。

而且做肌肉訓練，可以生產以體內膽固醇為原料的男性荷爾蒙（睪固酮Testosterone），促進肌肉量的增加。

雖然睪固酮又叫做男性荷爾蒙，但對於想維持健康身體的女性來說也不可或缺。它會在男性的睪丸，女性的腎上腺或卵巢產生，但隨著年紀越來越大，特別是從更年期過後開始，生產量就會降低。

它和沒什麼精神、活力也有關係，所以利用肌肉訓練的習慣，以促進睪固酮生成，對於維持肌肉量或活動量來說也是必需的。

如果出現肌肉痛就太棒了！要開心肌肉再生了！

久久做一次肌肉訓練，隔天或隔二天或許會出現「肌肉疼痛」的症狀。因為想消除膝蓋疼痛才去做肌肉訓練，卻沒想到反倒讓整條腿都在痛！碰到這種情形時，先不要嘆氣，反而要因為「這是肌肉訓練有效的證據」而感到開心！

肌肉不使用時會變脂肪（脂肪變性）。當你再次開始肌肉訓練，免疫細胞會吃掉脂肪，肌肉會重生為紅色肌肉。這個時候的疼痛就是肌肉痛。在做肌肉訓練以前，肌肉是呈現布滿脂肪的「雪花肉」，鍛鍊完之後，就變成緊實的「高級紅肉」。

在肌肉會痛的時候，仍繼續做運動也沒關係。

肌肉痛是為了啟動修復機制，因而傳遞「疼痛」訊號讓腦部知道，是暫時性的疼痛。

「肌肉變緊實！變緊實！」持續運動並且連疼痛都感到開心的人，就能打造出可觀的肌肉。如果把肌肉痛當作藉口而疏於鍛鍊，肌肉就會變回「雪花肉」。

巽式．「減輕軟骨負擔的減重法」

原本只有動手術一途的三成患者，因為減重而正式告別疼痛

前面也說過很多次，我們每走一步路，會讓膝蓋承受「在平地走是體重五倍的重量」、「下樓梯是體重八倍的重量」。所以體重越重，對膝蓋的負擔也越大。

因此，讓自己保持適當體重也很重要。

若以之前診治的患者們資料來看，**原本認爲非動手術不可的患者當中的三成，透過「減掉五～十公斤」的體重而消除疼痛，不用動手術，過了幾年後也不用再治療了。**

也就是說，這三成的人，膝蓋之所以會痛，很大的一個原因是「體重超標」造成的。體重減了五公斤就表示，在平地走路會減少負重二十五公斤（五公斤乘以五倍），所以減少的重量對受了傷的軟骨來說差很多。

此外，若超過標準體重太多，大概肚子周圍都會有一圈脂肪。因為這圈脂肪，會讓血液循環變差，內臟也因此無法發揮平常的作用，所以會損害全身的健康。一到傍晚，下肢就很容易腫脹。

尤其是肚子周圍的內臟脂肪，會成為腳部血液要流回心臟途中的「阻礙」。由腳往上的靜脈，在差四十公分就能到達心臟的地方，因為突出的肚子壓扁了它，讓血液流不到心臟。接著就回流到腳部，腳因此浮腫。

過了傍晚四點就會水腫的人，半夜常腳抽筋的人，膝蓋後側有很多靜脈浮出來的人，請看一下自己的肚子。有沒有阻礙從腳要流回心臟的血液呢？

更大的不良影響就是會波及姿勢。因為突出來的肚子，容易讓腰椎或骨盤往後方傾斜。骨盆往後方傾斜成「後傾」姿勢的話，就會出現之前說過的「頭部向前突出的壞處」，大腿骨會向外翻，膝蓋關節會變得難以伸展，惡化成O型腿。

如果覺得自己「體重雖重但是並沒有對膝蓋造成很大負擔」的話，先減重五公斤。多少才是自己的標準體重，可以用很簡單的算式算出來，將計算出來的體重當作減重目標。

算式：身高（m）×身高（m）×22

例：身高一百五十公分的人，1.5×1.5×22=49.5 公斤

身高一百六十五公分的人，1.65×1.65=59.8 公斤

比做運動更實際的「不吃過量」減重法

說到要瘦回標準體重的減重方式，大家可能會覺得「只能靠運動了」！不過，這對膝蓋有疼痛或有膝蓋煩惱的人來說，不太實際。

體重和存款簿一樣，如果有錢進來，存款金額（體重）就會增加。如果提款出去，則存款金額（體重）就會減少。也就是說，體重會因為吃東西而增加。去運動、去想事情，只要去做能消耗身體熱量的事就能減重，不過，做這些事很難變瘦。

而且，做運動所消耗的熱量，意外的很少，效率也不好。

例如，做五分鐘廣播體操可以消耗二十卡，單純的計算早晚共做二次，做五天，會消耗二百卡，這大約只消耗一片披薩的熱量。

如果做高強度的運動……，慢跑三十分鐘約消耗二百卡。可是如果「跑不了三十分鐘！」的話，還不如控制自己少吃一片披薩來得輕鬆，也更實際。

與其增加消耗量，不如減少「攝取量」來得更有效率，不是嗎？

很多沒辦法減少食量的人，都是因為深信沒有好好吃東西營養會不夠，會生病，但是現今社會，情況已經完全相反，很多人是因為吃太多而生病。最近出現很多談論斷食好處的書，可以去參考那些書的內容。

大家先回想一下自己的飲食習慣，想想看是不是「吃太多」？暴飲暴食？如果覺得自己的確吃太多，要去思考當中的原因。

脫離「因為壓力吃太多」的惡性循環

為什麼明明知道要吃八分滿（適量），知道要均衡飲食比較好，卻仍然會吃太多或偏食？如果不去思考原因並且去處理它，就無法有效的減重，很難看到成果。

在和患者的對話中我感受到，在這個豐衣足食的時代，很多人會為了消除壓力而吃下超過身體所需的食物，你是不是也這樣？

如果有壓力，身體為了要迅速得到「幸福的感受」，而讓腦部的食欲上升，因此容易吃過量。

【1】壓力

有難受的事情、有不開心的事情、感到不滿足

【2】腦部反應

從腦下垂體前葉分泌引起壓力反應的荷爾蒙

從大腦邊緣系統釋放多巴胺刺激攝食中樞

【3】吃太多、偏食

特別是吃甜食之後，快感中樞受到刺激，會暫時得到滿足感

【4】壓力

滿足感只是暫時的，之後它又成為壓力

大概是這樣的流程。即使「吃的是想吃的食物」，但若是從不滿感受而有的進食行為，難以和真正的滿足感有所連結。然而，即使吃的食物很簡單，但是和自己珍惜的人，開心的圍著飯桌一起吃，就能得到滿足感。

而且，由於造成壓力的狀況或環境的問題，仍然被擱置著沒處理，所以問題無法得到根本的解決，變成一種惡性循環，就會和因為吃太多容易引起的糖尿病或高血脂症、動脈硬化等扯上關係。

如果你覺得自己是因為壓力而暴吃的人，請先試著思考將壓力和維持生命的進食行為分開，請先以徹底解決壓力為目標，並用別的行動去消除壓力。

前面介紹過的免疫研究權威，已故的安保徹老師曾斷言「**很多疾病的根本原因**

是因爲『過度的壓力』」。因為過度的壓力，而讓身體的免疫反應起了變化，出現各種症狀，這並非身體（免疫）失敗，而是對於「過度的壓力」免疫顯得活躍的證據。

也就是說，如果你已出現造成問題的症狀，卻只去想辦法消除這個症狀，那就無法根治或預防變成重症，或預防它變成疾病。因此，要做出改變，遠離「過度的壓力」，去過遠離這個根本原因的生活，這點非常重要。我也贊同這個觀點。

要享受一下「肚子咕嚕咕嚕叫的日子」嗎？

為了能重新調整自己，去過遠離壓力，不過量飲食的生活，我建議可以一週斷食一天。這原本是我和體重怎麼樣都減不下來的患者約定而開始的行動。

可以喝水或喝茶都沒關係。從早上開始到晚上四點，要喝二公升的水。如果想喝咖啡或紅茶的話，只要不加砂糖或牛奶都 OK。如果有糖尿病，有服用口服降血糖藥的人，我會指導他斷食的一整天都不要吃藥。

我剛開始，是在星期天嘗試一日斷食。

因為我擔心如果在看診日斷食，聲音出不來怎麼辦？如果在手術日斷食，手動不了怎麼辦，所以決定在星期天試看看斷食，結果失敗了。說起來很不好意思，我偷偷吃了東西。在沒什麼事可做的星期天休息日，就連看到橡皮擦都覺得好像很好吃的樣子。

最開始斷食成功，是我在一週當中最忙的手術日那天進行的。

早上我只喝了黑咖啡就去醫院，上午的手術很順利。同事們都去吃午餐時，我一個人在輸入靜脈注射的資料，畫著手術圖。然後，我擔心下午的手術——令人驚訝的是，我的注意力提升，比平常更快做完、做得更好。只是在只聽得到心電圖聲音的安靜手術室裡，我肚子裡的青蛙卻呱呱～呱呱～一直叫，麻醉科的醫生和護理師聽了都大笑。即使如此，手術卻只花平常的八成時間就結束，而且結果一百分。

當天晚上我覺得很累，所以一下子就睡著了，隔天，好像什麼事都沒發生過一樣，我懷著極大的感謝，享用平時常喝的湯。哇！那湯簡直太好喝了！連吃飯也是分泌很多唾液，咀嚼到簡直要把口中的葡萄糖都消化掉的程度，才吞進胃裡。真實的感受到我果然還是喜歡吃東西呀！

「沒好好吃就動不了」是迷思

回想一下午餐吃得很飽的那天下午。在太陽曬著的靜謐窗邊，坐在沙發上，感覺如何？是不是漸漸的感到昏沉而想打瞌睡？為什麼呢？

這是因為有七成的血液經由消化吸收被送到胃腸去。由於頭部這邊幾乎沒有血液送過來，所以會想睡覺。因此最好不要在吃完午餐之後動手術。大家如果需要去做使用雙手的工作時，可以試看看斷食之後再去工作。我想你一定會有同感。

消化、吸收所需的能量，比我們想像的還多。貓或狗生病時，只會喝水，其他什麼都不吃。飼主雖然對著愛貓愛犬說「咪咪你什麼都不吃，生病不會好喔！」然後放一堆好吃的食物要給牠吃，但是貓咪小狗很聰明，牠們只會喝水，消化、吸收所需的能量，來幫助牠們自然痊癒並康復。

一週一次「只喝水的斷食」，可以體驗到這種寶貴的經驗，我很推薦。大家不用太害怕，可以輕鬆的挑戰一次看看。我已經持續這麼做十五年了。

當你十七個小時沒吃東西，身體會將貯存的脂肪變成糖，當作能量開始使用。還有這麼做可以讓平常一直工作的腸胃得到休息，也很不錯。

當你在做一日斷食的時候，肚子會咕嚕咕嚕叫很熱鬧。不過這是一件非常棒的事。因為空腹，十二指腸會分泌胃動素（motilin）這種荷爾蒙，促使腸道開始蠕動。隔天早晨，明明前一天什麼都沒吃，卻可以順利排出宿便，腸道會變得很順暢。

隔天早上可以比平常吃得更慢，好好的咀嚼，吃個清淡的早餐。在養成這個固定習慣的過程中，會在每次吃飯時，對「食物」有越來越深的感謝，食量自然會漸漸減少。

然後你會發現，以往都是被「一天沒吃三餐會營養不足」、「沒好好吃飯會沒辦法工作」這樣的固定觀念綁住，其實這個觀念對自己來說並不是一件舒服的事。從我在湘南的時候開始到現在，我仍持續「手術日＝空腹日」這個習慣。來到一宮市之後，我挑選手術日當中的星期二，當作我的一日斷食日。

每當我說到這個話題，很多患者都會叫「這個我做不到啦～」，然後頭垂得低低的，很快的轉移話題……（笑）。儘管如此，我還是會試著這麼建議他們。活到五十歲、六十歲，如果從來沒有自發性的斷食過一次，不妨帶著「〇歲初體驗」的期待心情挑戰看看。

前本書我也曾說過，明明沒試過，就先認定一定做不到，這樣有可能把自己還不知道的能力或機會給抹煞掉了，太可惜了！

我覺得，所有的事物全看自己想怎麼做，「刻意」讓自己的身體動一動——如果將這個「刻意」的心態，改成「我能夠」、「我決定」，就沒有什麼辦不到的事了。要改變成和昨天不同的自己，不管是誰都會覺得有些害怕，不過如果能因為改變心態而成為一個嶄新的自己，就能看到「以前從沒有過的結果」。

不做改變，做和昨天一樣的事情，這叫做留在舒適圈（感到放心的地方）。誰都會覺得可預料的事能讓人感到放心。不過，如果抱持著改變自己的生活習慣這麼大的目標，就必須試著鼓起勇氣跳出舒適圈。

如果想消除膝蓋疼痛，就要自我改變。不再用和昨天一樣的走路方式或飲食方式，一定會帶來不一樣的明天。

聽我這麼說之後，有很多人會說「我試看看！」、「雖然會辛苦，不過我先試三個月看看」、「我用自己的斷食方式來控制一下飲食」，然後改變了原有的心態、改變了以往的行為，因而減重成功，他們都擺脫了疼痛，展現保守療法的成果。

就如我前面所寫，因為被告知只剩動膝蓋手術一途而來找我看病的患者，其中有三成左右的人，在體重減輕五公斤之後，身心都變得輕鬆許多，然後笑笑的和治療說再見。當中也有人三個月減掉十五公斤之多，連同事都感到驚訝。你會以為他一定是急速消風而變得很衰弱對嗎？剛好相反，他身清氣爽的帶著爽朗的笑容來醫院診療。

雖然患者會說「我已經有心理準備要動手術了，這真的是奇跡！」，但我卻認為這是因為「患者改變自己的心態並行動而有的必然結果」，我打從心裡佩服、祝福他們。而我也為了自身健康，除了一日斷食以外，在飲食上也有其他的注意事項，在第四章我會跟大家說，請大家也參考看看。

用充分的唾液慢慢的吃

吃東西時除了要控制食量，也要注意怎麼吃才能讓腸胃更好消化。重點有二個，就是「慢慢的、充分的咀嚼之後再吃」和「用十五秒唾液原則吃東西」。

「多咬幾下再吞進去！」大家小時候或許常聽到媽媽或奶奶對你這麼說，這真的很重要。不過，現在大家卻常常一忙起來就狼吞虎嚥隨便扒幾口菜飯，然後結束用餐。吃這麼快不但不會有飽足感，還會因此吃過量，所以是減重的天敵。不妨刻意的做些改變吧！

好好咀嚼之後再吃，有很重要的一層意義就是「讓食物跟唾液好好混合之後再送到胃裡」。唾液對於飲食的消化和吸收，發揮著非常重要的作用。

雖然唾液幾乎全是水分。但是它還含有很多我們在「安全的食用、品嘗味道、將食物送到胃裡、消化、吸收營養」這整個工程中不可或缺的成分。而且，它含有調整體內 PH（酸鹼值）的成分，具有能讓體內環境不偏強酸或鹼性的緩衝作用。

此外，唾液還含有免疫球蛋白和防禦素（抗菌胜肽）可以保護我們不被食物當中所含的壞菌或病毒傷害。

唾液是這麼的重要，但吃太快的人，會無法好好的分泌出唾液。我建議的能充分產生唾液的飲食方法，是我在前本書也提過的「十五秒唾液原則」。

這個原則就是將食物放在舌頭上，放十五秒之後再開始咀嚼，也就是等唾液充分分泌之後再咀嚼的意思。

當食物放到舌頭上時，我想你應該會馬上感覺到唾液分泌了，不過再忍一下不要咀嚼，等唾液再多分泌一些吧。這個方法對吃太快的人來說很有效。如果等不了十五秒的人可以等十秒就好。

如果一口吃太大口，沒辦法在口中停留太久，所以要控制吃一口的量。如果唾液分泌夠多了，要好好的咀嚼之後再享用。這樣的吃法，能確實的攝取到從食物來的營養，因此不用吃過量就會得到飽足感。

「邊吃邊做事」會增加沒好好咀嚼就整口直接吞下去的機會，應該盡量避免。專心吃東西，慢慢咬，好好品嘗，就能獲得營養。

唾液主要由「腮腺」、「頜下腺」及「舌下腺」三個腺體分泌。輕輕的用手指按摩這些地方，也對唾液的分泌有效果。腺體如下頁圖所示，可以試著按看看。

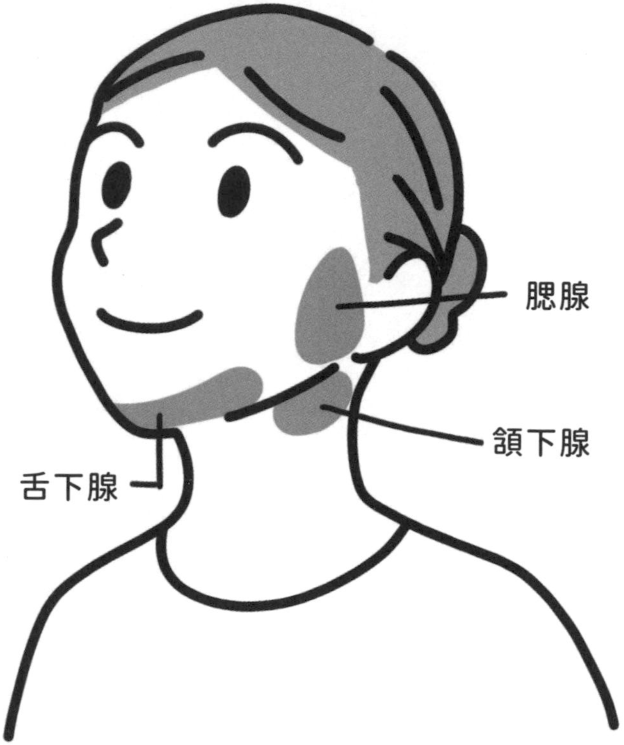
腮腺
頜下腺
舌下腺

巽式．「改變身體該有的心態」

轉換想法，想要「馬上治好」不如「真的治好」

這篇我想告訴大家的內容，不只和膝蓋的疼痛有關，也可以套用在跟各種疾病有關的治療上。

有很多疾病，是在提醒那個生病者的人生，該「暫停一下」、「停下來想一下」的徵兆－我確信如此。因為曾生過大病或受過大傷，克服過來的人都會說「那件事改變了我的人生」。而這對遭遇過事故或膝蓋疼痛的人或得癌症的人來說也一樣。

這本書說的是「用到一百歲的膝蓋」，所以我說的內容會以膝蓋為主。

首先，膝蓋會痛或有膝蓋煩惱，應該都不是突然出現。

大多數都是經過五年、十年，然後變得越來越嚴重。但是卻在疼痛時，無法行走時，想要「馬上治好」。我雖然能理解這種心情，但是真的想馬上「治好」，可說是無理的要求。

我認為以前的人就是因為知道這個道理，所以非常珍惜養生的教導，比現在的人更豁達的過日子。本來就沒有能馬上治好的醫術，當時的壽命也都很短。

不過現在已經來到活到百歲的時代，如果想要靠醫療「馬上醫好」，就會走向能立刻讓症狀減輕的「症狀治療」。只要吃止痛藥就能消除疼痛，會讓你覺得好像治好了一樣。如此一來，患者和醫生都會因為忙碌而想說「總之，先這樣就好」，然後又去忙下一件事，勉強身體硬撐下去。其實並沒有真的治好了身體。

如同我前面寫的，只要止痛，就能讓你繼續跟平常一樣過日子，所以會讓軟骨破壞得更嚴重，疼痛再發，狀況更加惡化。

所以，我會思考膝蓋惡化的原因，如果這個原因存在於每天的日常生活中，我就會告訴患者「不要只靠醫療，要改變生活」，反覆的告訴他們，改變心態才重要。

為什麼我們的「膝蓋會痛」呢？

如果二十年前不會痛的膝蓋現在會痛，那裡頭一定有什麼原因。

因為務農，身體向前彎的時間很長，結果就駝背了。

因為比別人加倍工作，為了消除壓力，無意識的吃下太多零食，所以變胖了。

在電腦前面常常一坐就是一整天，注意到的時候，腰圍已比學生時代多了二十公分。

這是大家努力生活的結果，所以回想的時候不需要覺得後悔或責怪自己。我只希望大家要冷靜的思考原因。

只要好好的面對自己，就能知道原因。如果你的心態沒有改變，不想靠自己「回到以前一樣，恢復到從前那樣」，那就不會根治。

如果想靠別人來治好你，想交給別人幫你醫好，就會被帶往症狀治療，症狀就會再次復發。

心態改變就會啟動「治療的力量」

治療疾病也是人生的一部分。主角應該是那個人本身，但那個人卻沒參與其中。

然而，心態改變了想要「恢得到從前那樣」的人，他自己就會參與在其中。和疾病和平共處，自己也參與在人生當中。這樣，治療的力量一定會出現。

這是我診療過這麼多的患者之後的想法。

而且我認為——生病這類人生當中所發生的重大事件，其實是為了提醒那個人要去思考自己人生的一個轉捩點，所以早晚一定會發生。

我自己也有因為發生重大意外而走過生死關頭的三次經驗。最初的事故成為我要當醫生的契機，所以我說這些就像在說我自己的事一樣，我有切身的感受。

「那個時候」是如何克服的，會關係到往後如何過你的人生。

面對自己的身體，思考原因，再採取對策。

如果糾正了「原因」，疾病這個「結果」就會改變。好好利用醫生或醫療專業人士給你的建議，用自己選擇的治療方法去克服。

如果相信自己的治療能力，就能作出選擇並承擔責任。如果你是這樣認真對待自己的人，我相信一定可以遇到你所需要的（資訊或治療）。

我提出的各種建議也是「其中的一個選擇」喔。

光您手上有這本書，我就相信我們有緣，我不認為這是偶然，所以我期待這是個可以導引到最佳結果的緣分。

第三章

試著做看看！巽式・軟骨體操

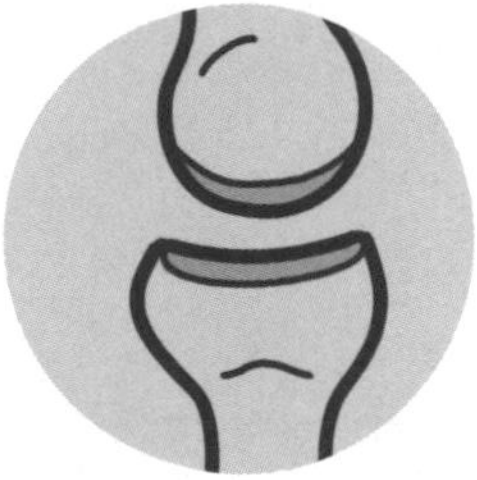

早上起床

一直坐著沒動之後

「用自己的力量」讓磨損的軟骨增加

「擺盪小腿體操」

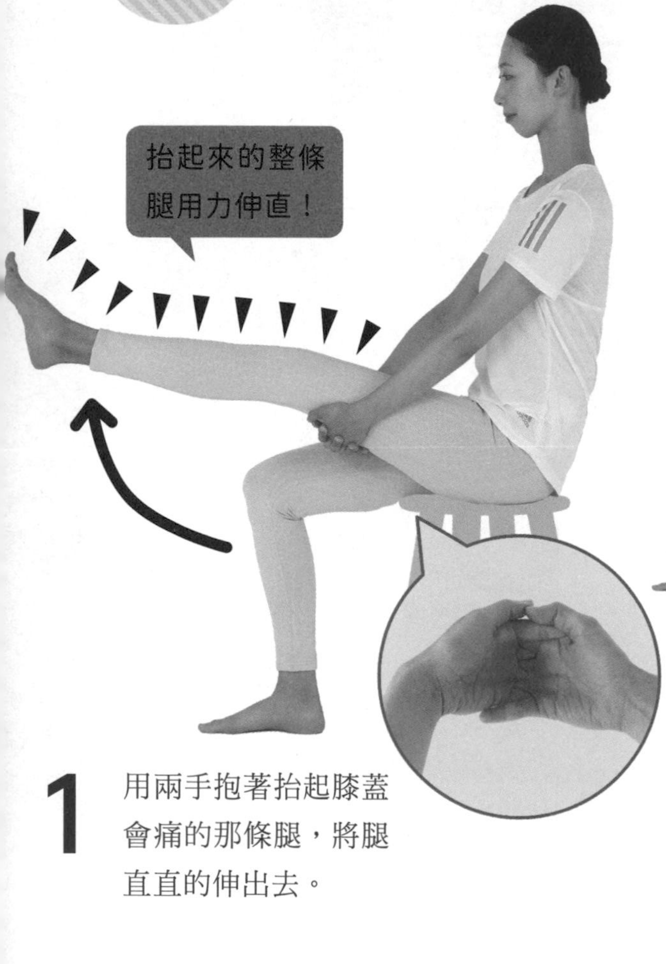

一開始的姿勢

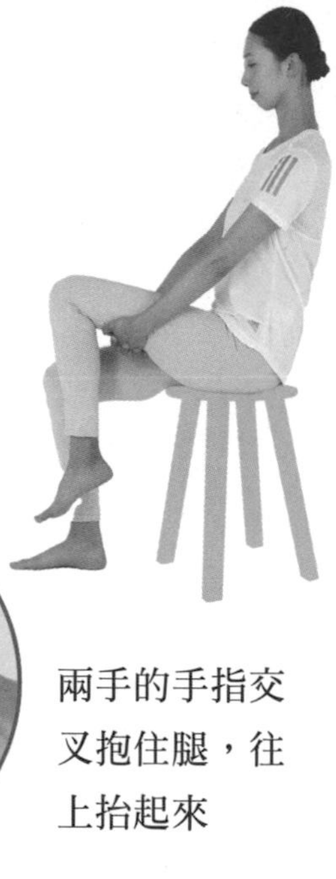

兩手的手指交叉抱住腿，往上抬起來

1 用兩手抱著抬起膝蓋會痛的那條腿，將腿直直的伸出去。

有膝蓋疼痛煩惱的人，這是最重要的習慣！
坐在椅子或床邊，
每天早上，從擺盪雙腿開始展開一天。
突然站起來之前一定要做！

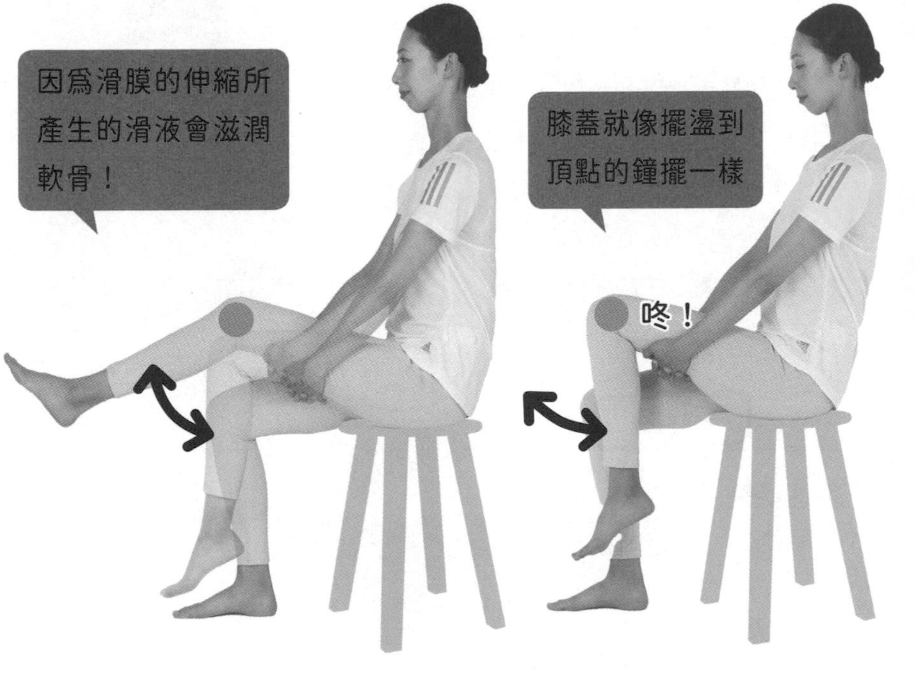

3 為了讓腿的擺盪不會停下來，可以用兩隻手腕的力氣持續擺盪小腿。
用手腕的力氣去搖晃小腿。
大腿要保持沒有施力的狀態。

2 放掉用力伸直的大腿力氣時，腿會咚的掉下來，搖晃擺盪。

打造可穩穩站立的腳

鬆一鬆腳趾頭的關節

在開始保護軟骨的走路法之前，
爲了讓腳能夠確實抓得住地板，
需要先擁有能穩穩站立的腳趾頭。

拉起腳的大拇趾和第二趾，前後拉一拉伸展一下。接著是第二趾和中趾，也這樣拉一拉，伸展一下，照順序這樣拉到小趾爲止。不要只拉到看得見的腳趾頭部位，拉的時候，要想像拉到蹠骨那邊。

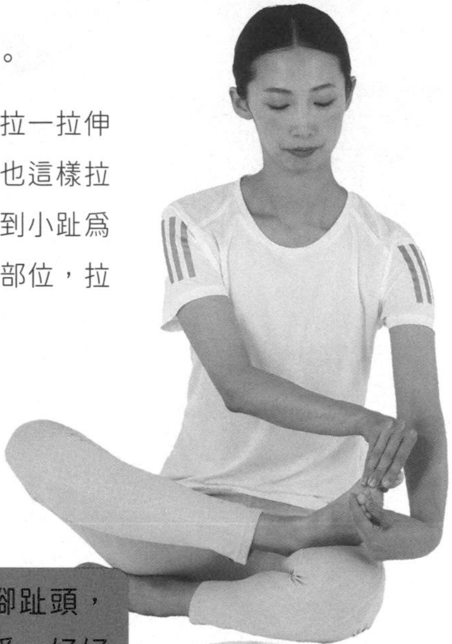

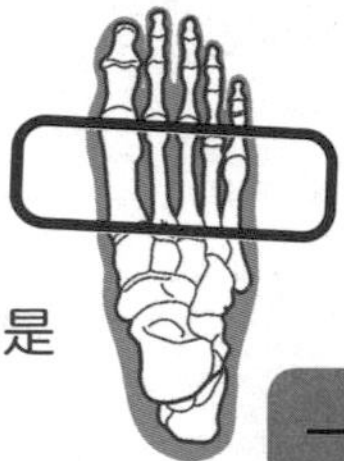

這就是
蹠骨

一根一根的腳趾頭，
放進滿滿的愛，好好
的拉一拉！

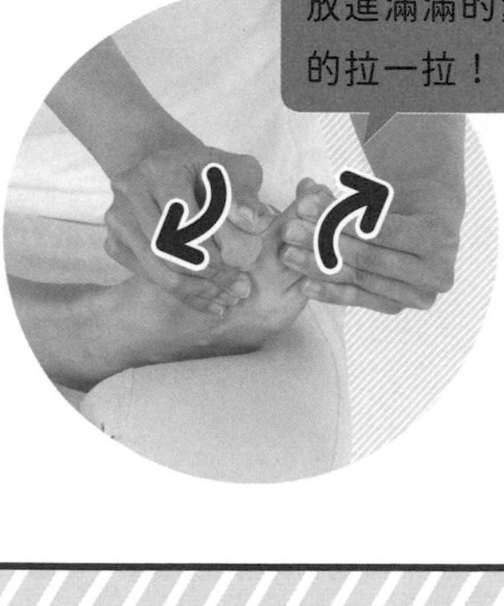

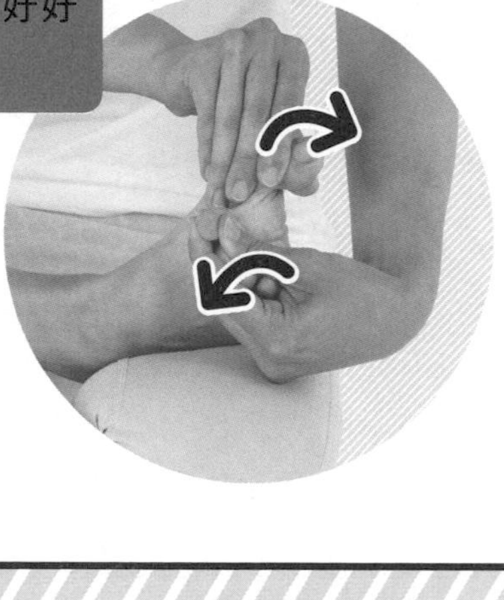

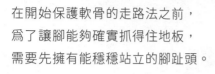

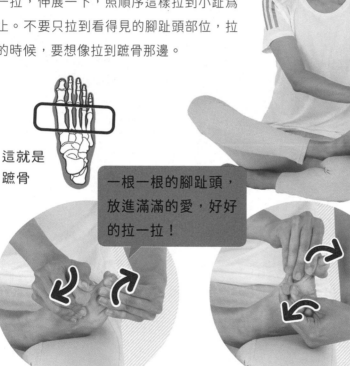

腳趾頭扇子

腳趾原本可以做和手指一樣的動作。
因為它能夠這樣動，才能在有突發狀況時站穩，
對預防跌倒也有幫助！

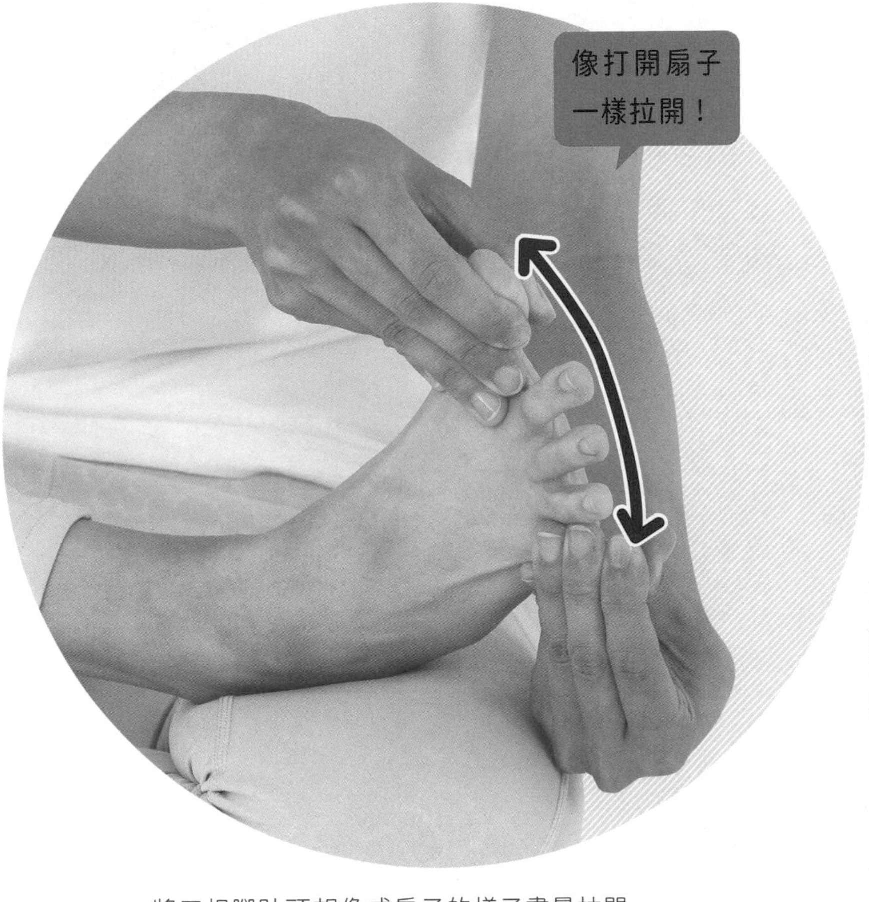

將五根腳趾頭想像成扇子的樣子盡量拉開。

用腳趾頭握手

好好的鍛鍊，讓腳擁有能確實抓住地面的力氣。
不止手指要出力，腳趾也要好好的用力回握。

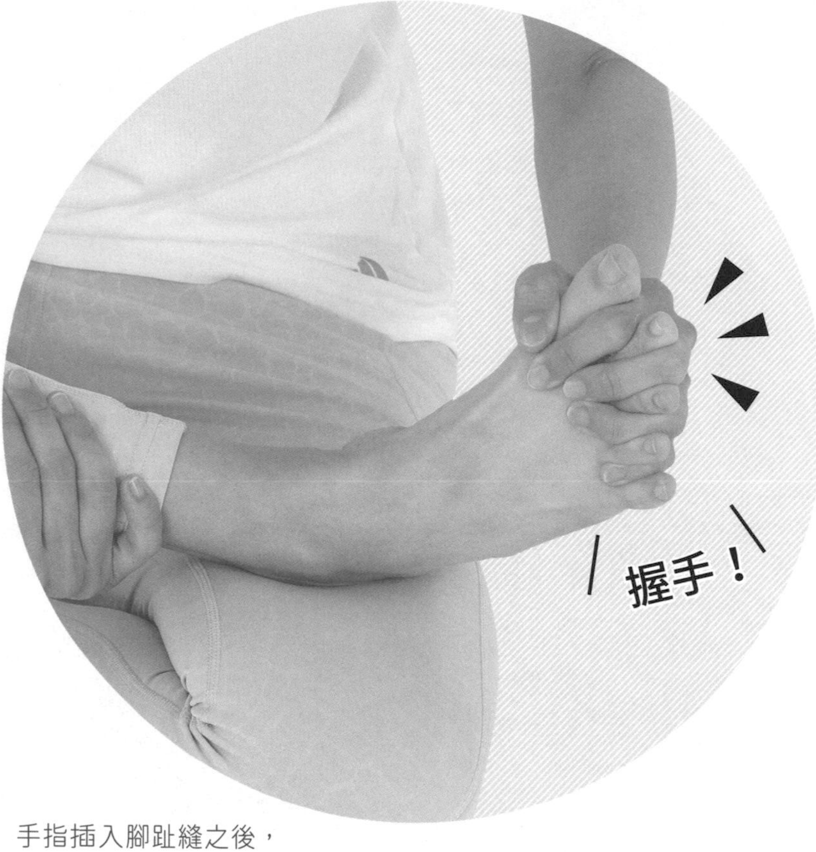

手指插入腳趾縫之後，
手掌緊貼在腳掌，好好的握一握。
腳踝關節大幅度的向右邊轉一轉，接著向左邊轉一轉，每邊各轉五次。

扭動腳關節

足弓的弧度也和膝蓋一樣，發揮著緩衝的效果。
要保有這個弧度，腳的二個關節柔軟度很重要！

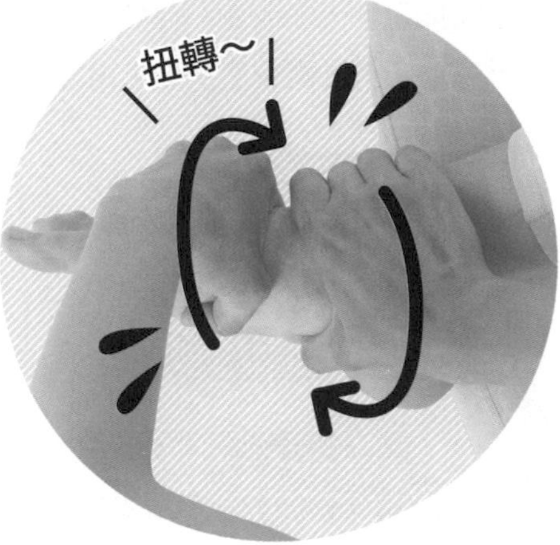

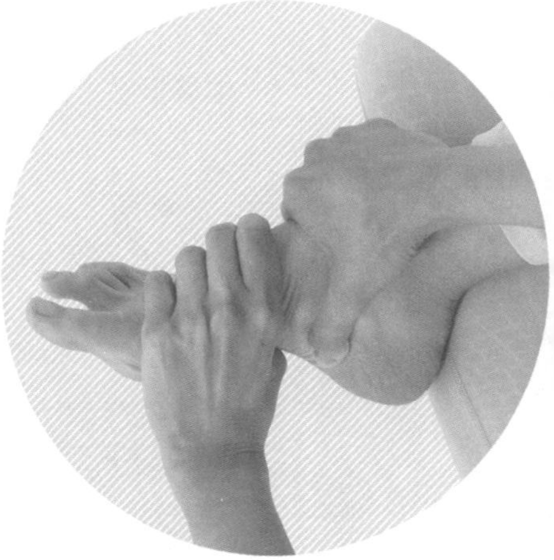

用兩手抓住腳的足弓周圍，
像在擰抹布一樣，溫柔的扭轉一下。
扭轉的幅度不要過大、硬轉，只要扭轉到轉得了的地方就 OK 了。

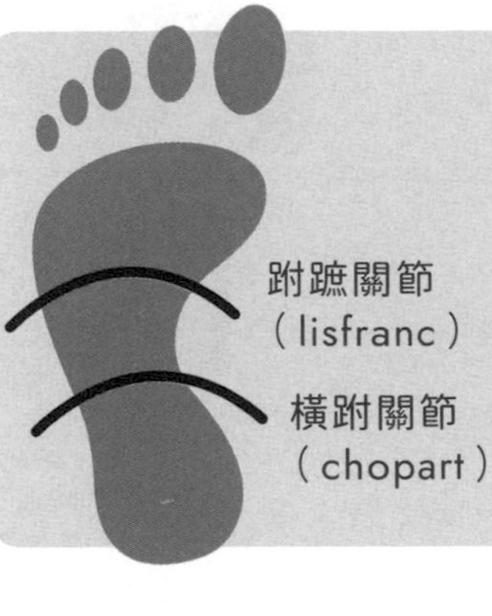

跗蹠關節和橫跗關節，發揮了保護足弓弧度的作用。
跗蹠關節位在五根腳趾骨和腳背骨頭中間，是整個腳構造的中心。橫跗關節輔助腳的足弓弧度的彎曲柔軟度。

守護 O 型腿的軟骨！

「大腿內側走路法」

O 型腿首先要從抓住「以拇趾爲重心」的感覺開始。
走路時要刻意注意大腿內側，使用內收肌，
學會怎麼「從腳跟著地～以腳拇趾爲重心」的走路方式。

一開始

以腳拇趾為重心的練習

坐在椅子前半段不要坐滿，
兩腳張開約和肩膀同寬。
腳的位置放在膝蓋的正下方。

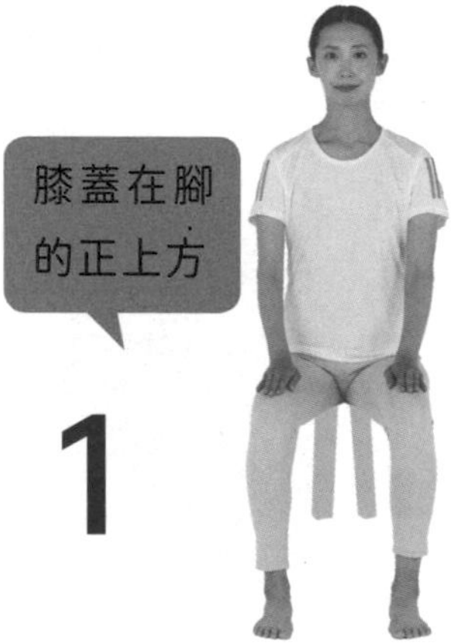

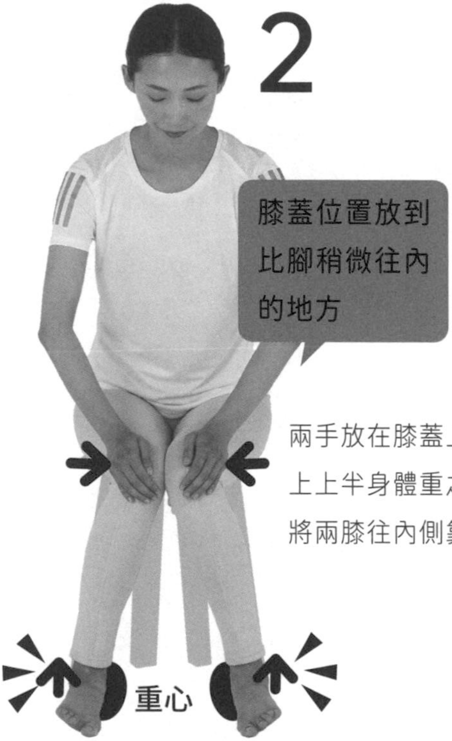

兩手放在膝蓋上，加
上上半身體重之後，
將兩膝往內側靠。

重量加在大拇趾那邊，
確認兩腳的小趾懸空浮著。

接著

試著走走看！

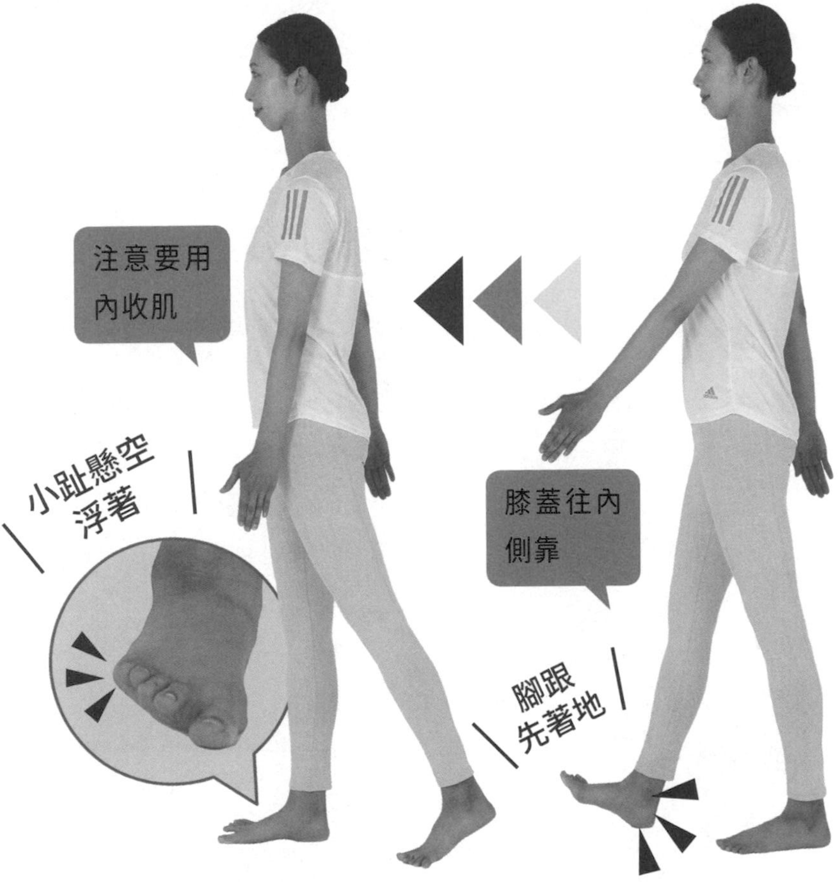

腳跟著地後，體重加上去的時候，
確認膝蓋的位置有沒有比腳還靠內側。

守護 X 型腿的軟骨！

「一直線走路法」

X 型腿首先要從去抓「以小趾爲重心」的感覺開始。
走路時要將後腳伸到前腳的前方，
學會「一直線」的走路方式。

2

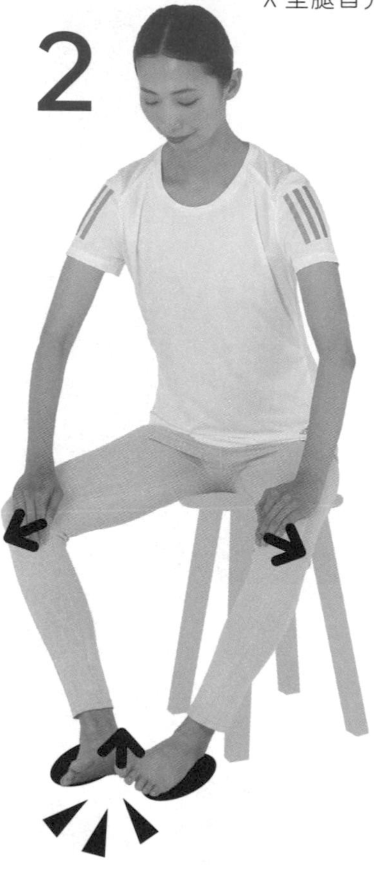

將兩膝往外壓，讓兩腳拇趾自然懸空浮著，確認重心是否放在小趾那邊。

一開始時

以小趾為重心的練習

坐在椅子前段不要坐滿，兩腳靠攏對齊不要張開。

1

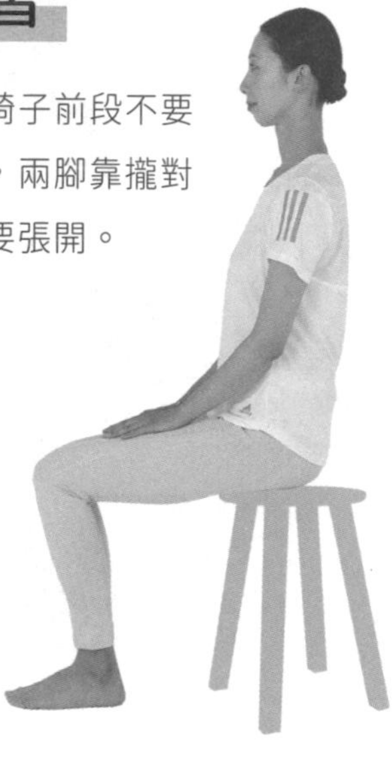

接著

試著走走看！

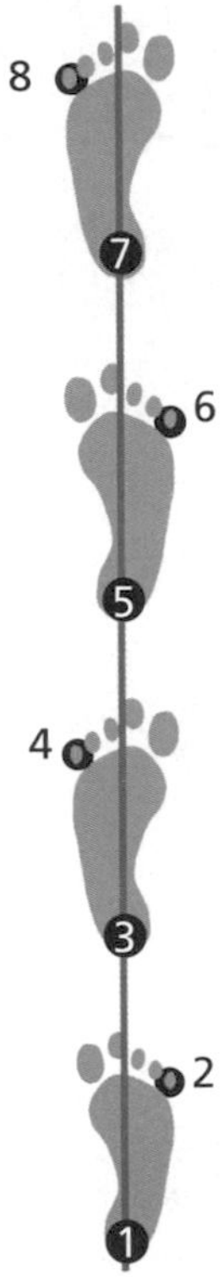

8
7
6
5
4
3
2
1

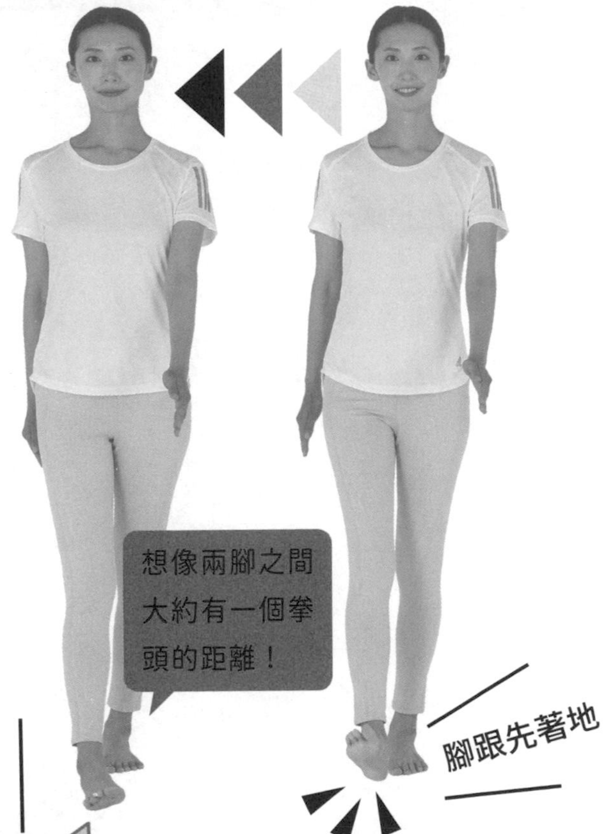

想像兩腳之間大約有一個拳頭的距離！

重心在小趾，拇趾懸空浮著。

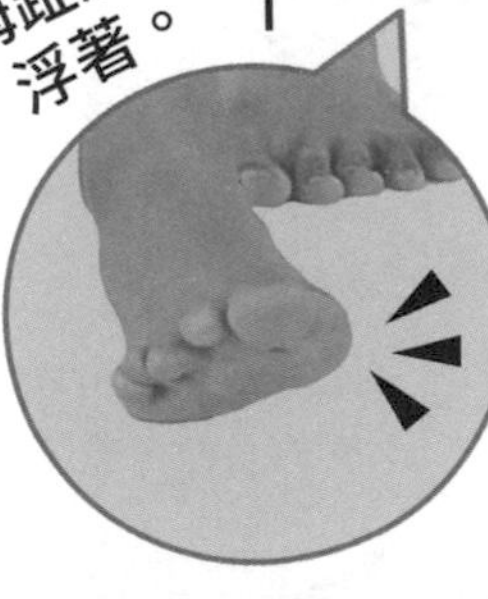

後腳伸到前腳稍前方，腳跟先著地。
重心移到小趾，往前走。
只要注意到這些，
自然就能走在一直線上。

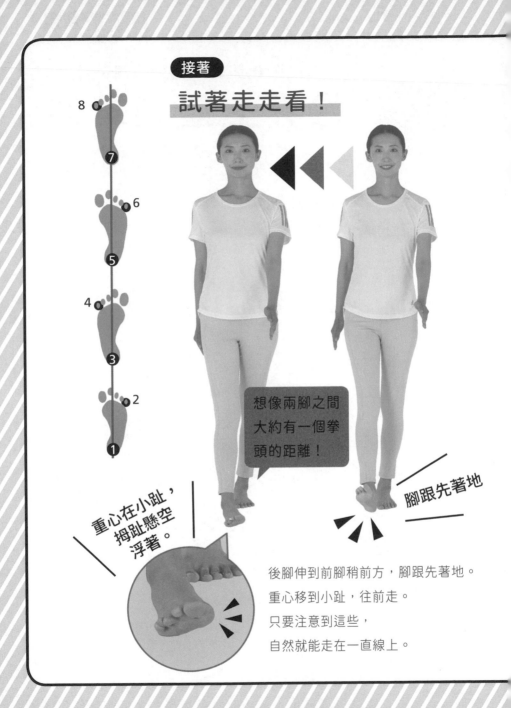

強化肌肉，先從這個做起！

隨時都能做
哪裡都能做
做幾次都行

「世界上最簡單的肌肉訓練」

沒有難度馬上就能做的肌肉訓練！隨時想到就立刻動一動肌肉。因爲不是很醒目的運動，所以在大庭廣衆也能偷偷的鍛鍊。也具有促進全身血液循環變好的效果。

1 坐在椅子上，腳趾頭向上、向下動一動。

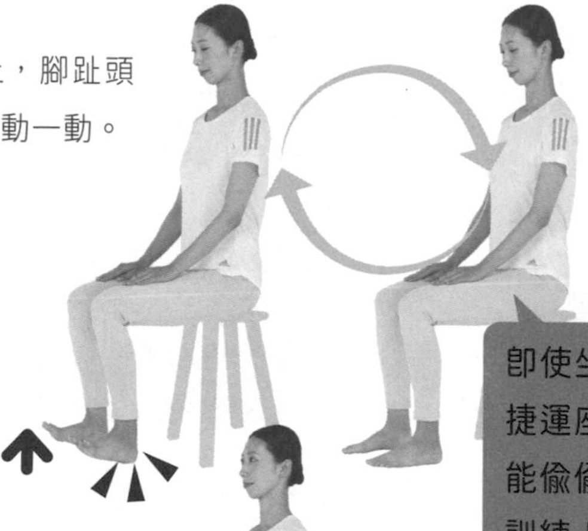

即使坐在公車或捷運座位時，也能偷偷做的肌肉訓練！

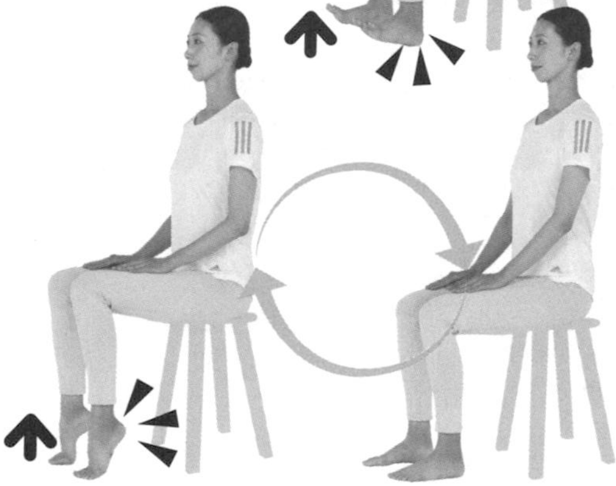

2 坐在椅子上，腳跟往上抬、放下。

＊做的時候，腿的位置要放在易於往上抬、往下放的位置。

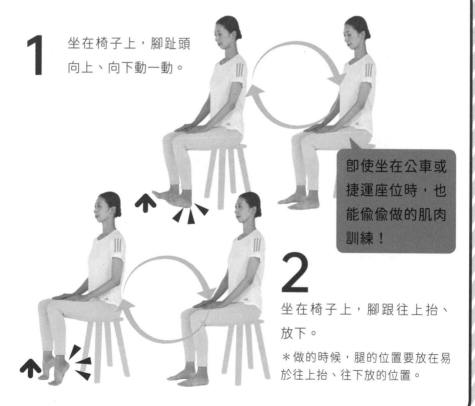

躺著就能活動到大腿內側肌肉！

「內收肌體操」

一開始先以做 10 下爲目標熟練之後再以做 30 下～ 40 下爲目標。

這個訓練法是爲了鍛鍊 O 型腿
在用「大腿內側走路」時，所需用到的內收肌。
X 型腿的人鍛鍊內收肌，也對維持健康有幫助，請務必養成習慣！
躺著就能做，只要有空就做一下。

1 將身體側躺。
手腕放在舒服的位置就 OK ！
上面的腿往前，膝蓋彎起來。
下面的腿伸直。

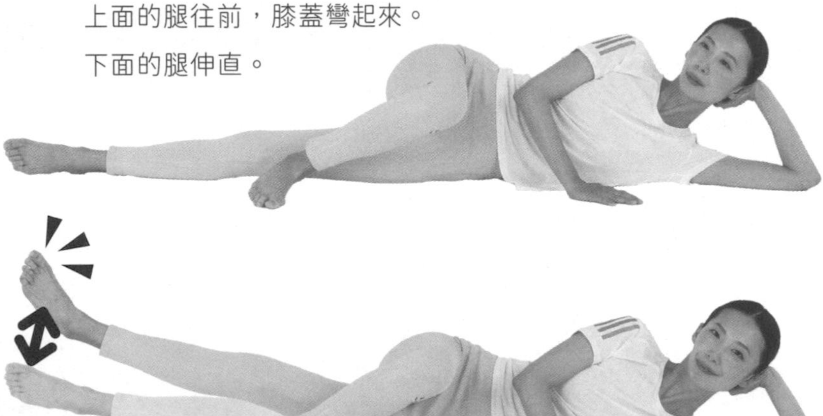

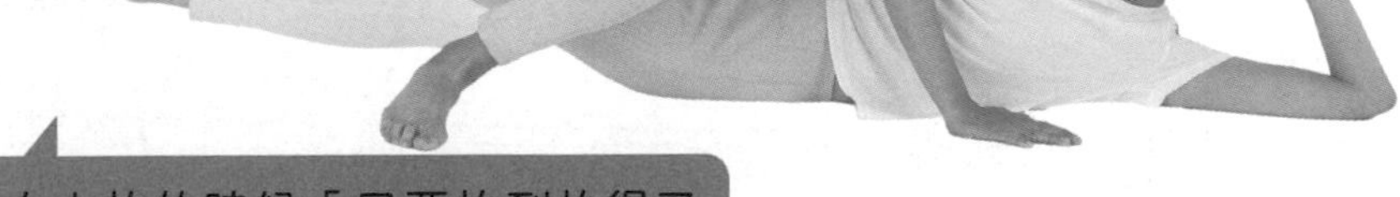

向上抬的時候「只要抬到抬得了的地方就好」。
放下的時候「不要放到底，懸空放在離地板稍微上面的位置」。

2 下面的腿向上抬、向下放。
另一條腿也照這樣做。

有效率的鍛鍊「長壽肌肉」！

「一箭五鵰體操」

一開始以每次做 10 下爲目標，習慣之後以每次做 30 下～ 40 下爲目標。

進入中高齡以後，希望務必要強化這「五個肌肉」。
把鍛鍊這些肌肉當作每天的習慣。

90 度

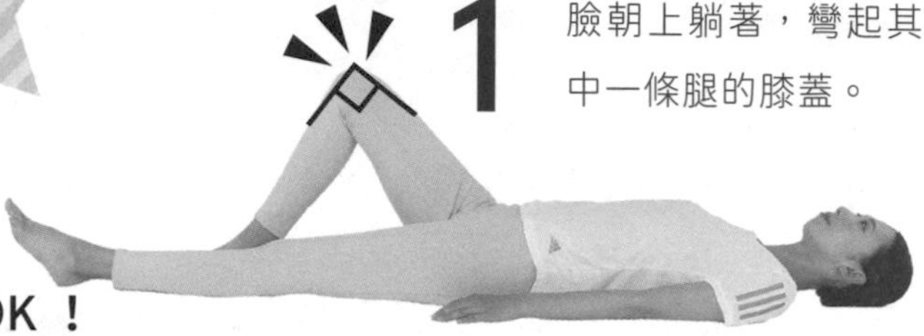

1 臉朝上躺著，彎起其中一條腿的膝蓋。

用手撐住腰也 OK ！

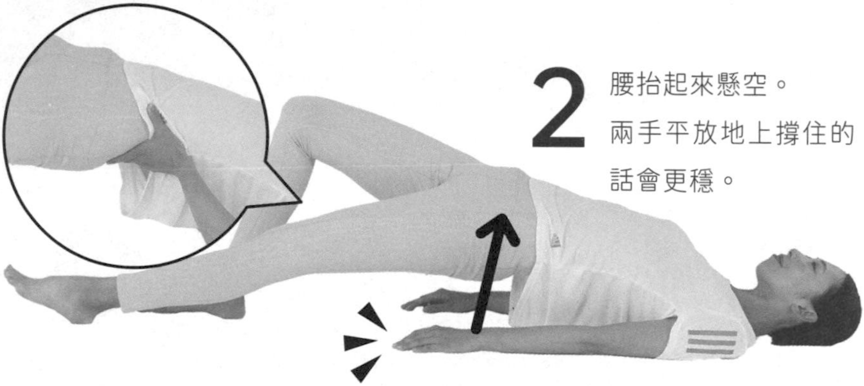

2 腰抬起來懸空。兩手平放地上撐住的話會更穩。

\ 這個體操可以同時用到這麼多的肌肉！ /

能同時鍛鍊五個肌肉

- 大腿後肌
- 肌四頭肌
- 臀肌
- 背肌
- 腹肌

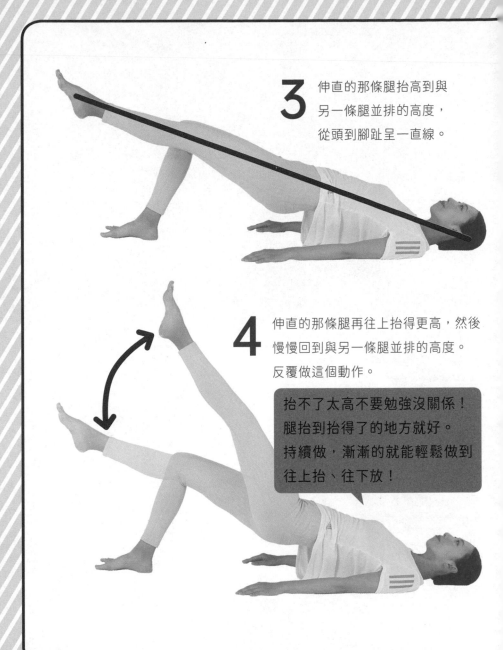

3 伸直的那條腿抬高到與另一條腿並排的高度，從頭到腳趾呈一直線。

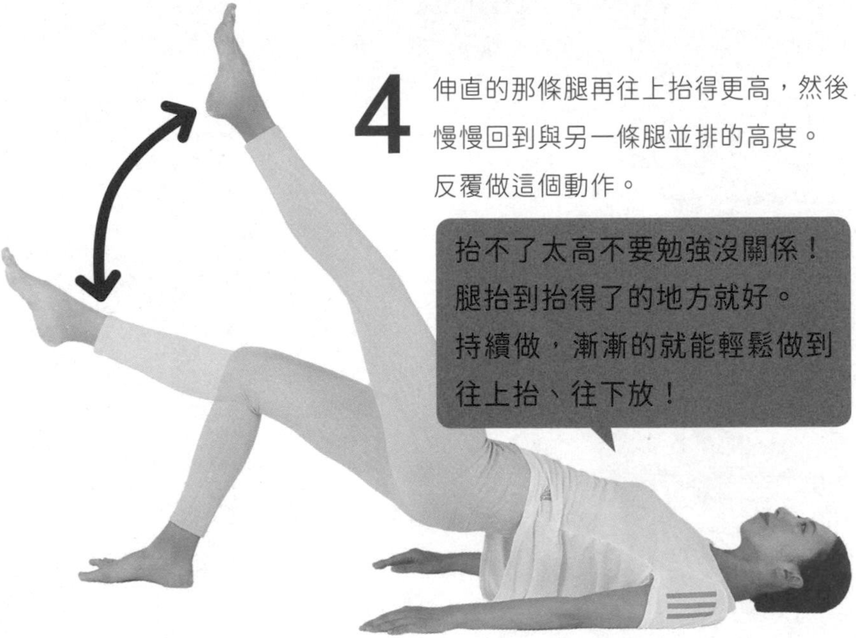

4 伸直的那條腿再往上抬得更高，然後慢慢回到與另一條腿並排的高度。反覆做這個動作。

抬不了太高不要勉強沒關係！
腿抬到抬得了的地方就好。
持續做，漸漸的就能輕鬆做到往上抬、往下放！

最重要的是改變「心態」！

反覆多看幾次這本書，一旦想法改變，姿勢就會改變，行動就會改變……當你注意到的時候，膝蓋疼痛的狀況也好轉了！

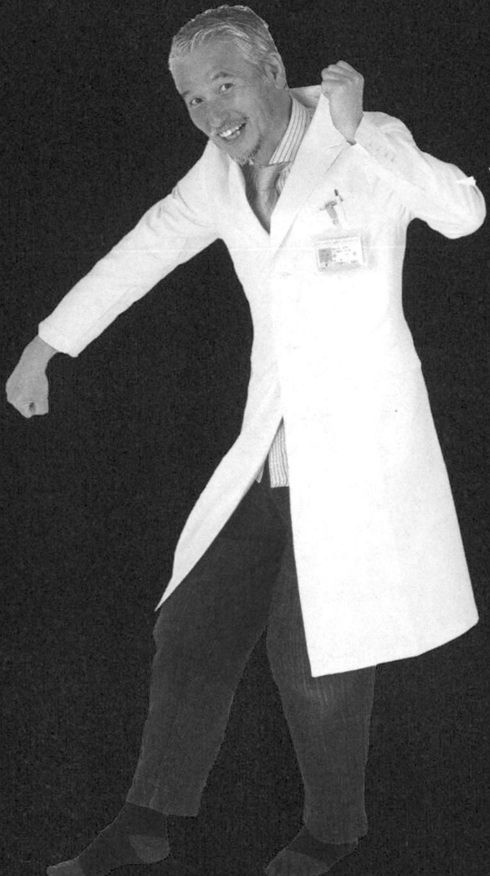

第四章

相信身體的力量，實現「百歲體力」

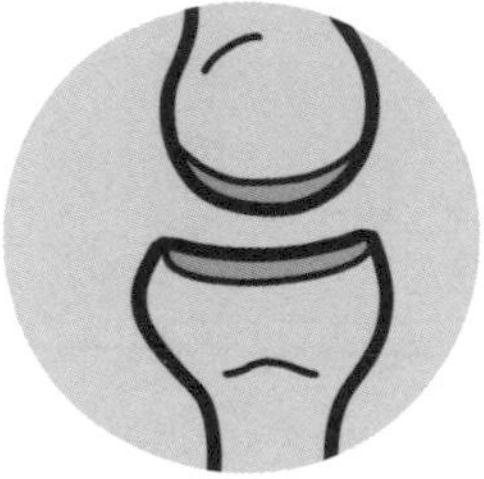

希望培養百歲體力的人，我想告訴你們⋯⋯

為了能安享天年，不要再把自己「完全交給醫生」

看了我前一本書《一百歲也能行走自如》的讀者們，回響最大的部分就是接下來我要說的**「怎麼和醫療打交道」**和**「人的治癒能力」**這方面的話題。

我認為這是人生的基本，甚至希望能放進義務教育裡教導大家，所以能引起大家注意，我真的覺得太好了。

大家對這件事的關注越高，就是有越來越多的人認真思考人生，或想擁有健康的證據。我認為這對於讓我們的社會更加成熟，對邁向下個階段前進來說是件好事。

我收到了很多關於我前本書的真誠回饋感想。

有的人說「書裡寫的內容，是我想都沒想過的事，這成了我做出改變的轉機」，也有很多是「這本書回答我一直存在的疑問，我還想知道更多」這類的感想，所以我在這本書又加了新的資訊介紹給大家。

不管生的是什麼病，要去做治療的主角都是患者本身。可是我們習慣性的「會去醫院找醫生幫忙治病」，或許是因為覺得自己對身體、疾病方面的知識不足，不得已只好這麼做。

但是大多數的情形都是醫生照著教科書，或是照著由專業領域學會製作的指導方針來幫你治療。多虧這種作法，才能不管去到全國的哪個醫療機構都能接受到標準化的醫療。只不過教科書或指導方針會有錯誤，有時也會因為發現了新的事實而做了修正，事實上，這些內容已經修改過好幾次了。

再加上人有百百種，教科書或指導方針裡面所舉的例子，應該不會是對所有患者都適用的「絕對治療法」。我認為如果對教科書或指導方針沒有抱持著懷疑的觀點，也別指望醫學能有進步。

如果不是以根治疾病為目標，只是用「症狀治療」對付生病引起的症狀，那麼只要照著教科書或指導方針就能治療。因為身體其實很簡單，用症狀治療就能輕鬆的抑制現在發生的單一症狀。這不需要努力了解眼前患者的身體、他生病的原因、背景也能辦到。

最近，我也聽說有個醫生在使用聽診器為患者看診時，患者竟說了一句「好久沒醫生這樣做了！」似乎顯得很驚訝。他說「之前主治醫生只看著電腦螢幕，我連他的臉都沒看過。好幾年都沒有醫生用聽診器幫我聽診了」。我想，這種狀況在現代醫療應該很常見。

檢查結果的數值，如果在○○以上就用A方案，如果在△△以上就用B方案。因為指導方針會記載得很詳細，所以醫生才會一直看著電腦來決定治療方法。

也就是說，這樣的醫生一定不清楚「你的疾病」。

那麼，到底誰才清楚「你」或「你生的病」呢？

這不用想也知道，比起從你生病以來就陪著你的醫生或其他人，最清楚你的病況的就是你自己。你應該是最清楚的那個人才對。即使是將注意力放在人與生俱來的治癒能力或病人生病原因、背景的醫生，也都比不上患者本身來得清楚。

所以，不要靠別人，要自己當指揮，有不懂的地方才去尋求醫生的建議，這才是正確的態度。

能找到現在那個人身上所發生的事情原因的，只有在那個人本身。所以真的能決定要用什麼必要治療方法的也應該是患者本身。

我一直認為，醫生應該要當患者的好顧問，不應該當遵守現在治療方針的「施工者」。應該要適當的讓患者去注意到引起他自身症狀的原因，當一個能提出讓患者恢復到之前狀態建議的人。

買房子或車子的時候，你會因為沒有這方面的知識，就將一切交給不動產或車商的業務幫你決定嗎？應該會聽他們的意見，再想想自己和家人的生活方式或期望，最後自己下決定吧。

但其實這也沒辦法跟房子或車子比。因為身體是無可取代的。

連自己都不重視的話，就沒辦法安享天年！就是這麼一回事。

為什麼，膝蓋疼痛的保守療法，竟然也能治好其他疾病？

為什麼，膝蓋疼痛的保守療法，竟然也能治好其他疾病？

我會這樣反覆跟患者說這些話是因為我發現，用保守療法來治療患者的退化性膝關節炎，結果竟然有很多人除了膝蓋疼痛消除了，同時也治好了糖尿病。

那些人戒掉「飲食過量」，瘦回標準體重。血糖值正常，也因此告別糖尿病的治療。這我在前本書也寫過，請容許我再說得更詳細一點。

退化性膝關節炎患者當中大約有三分之一，被認為是「因為吃太多造成體重過重→膝蓋惡化」（西方國家則有七成左右的患者是因為體重過重所造成）。而這其中約有一半的人，同時也在看糖尿病的診，有服藥治療。

但是藉由做保守療法減輕體重後，大部分的人膝蓋疼痛和糖尿病兩邊都治好了。我在湘南鎌倉綜合醫院的十五年期間，我的患者當中治好糖尿病不用再吃藥的有一百一十七人。這一百一十七人原本全都認為「糖尿病不會好」而一直持續吃藥。

膝蓋痛和糖尿病有個共通的原因（吃太多，體重急速增加），所以當你針對原因用保守療法治療，得到這樣的結果很合理。只是，如果膝蓋不會痛，恐怕糖尿病也不會好吧？這是因為糖尿病的藥物治療是「症狀治療」的關係。

口服降血糖藥治不好糖尿病

糖尿病分第一型和第二型。得到第一型糖尿病的人，有的是原本就沒有製造胰島素的基因，或是因免疫異常造成製造胰島素的胰臟β細胞被攻擊，而無法分泌胰島素的人。

這種第一型糖尿病患者會在很年輕的時候就發病，不過只佔糖尿病的一～二%。剩下的九十八%都是第二型糖尿病。會得到第二型糖尿病的原因是因為吃太多，胰島素的製造過於疲累，胰島素隨時都分泌過量，導致接收細胞漸漸無法感受胰島素而發病。

總結原因就是β細胞疲累無法製造胰島素，或是製造太多，飽和了造成無法作用的狀態。這個急速增加的「第二型糖尿病」是因為吃太多引起的。因此糖尿病被當作是一種「慢性疾病」。

胰島素負責將血液中的葡萄糖帶進細胞裡。當這個作用失去了，會造成血液裡充滿葡萄糖，但細胞卻無法使用。因為能量來源的葡萄糖進不到細胞裡，所以能量會不夠。

細胞裡沒有葡萄糖，細胞外的血液裡有過多的葡萄糖，這樣的狀態持續下去，會因滲透壓而讓細胞內的水被帶往血管，因而會常常尿尿（多尿）。細胞因為沒有水而引起脫水。脫水症狀就是喉嚨乾、口渴、皮膚乾燥、倦怠、頭痛、頭暈等。重度脫水時會進展成意識不清或低血壓這樣嚴重的症狀。

針對第二型糖尿病患者的治療方針（指導），就是讓他服用能讓血糖下降的「口服降血糖藥」這類的藥。為什麼不針對飲食過量這個原因，再多給患者一點建議呢？明明這個病都已經納入「慢性疾病」這個容易了解的領域了⋯⋯⋯。

如果不去治療「飲食過量」這個造成疾病的原因，而是依照治療方針（指導）去服用藥物（口服降血糖藥）會有什麼結果？這類藥約有五種不同的作用，但不管是哪一種，都會讓血糖值降下來，到底它們是如何降血糖的？

它們是藉由減少從腸道吸收葡萄糖，或減少在肝臟新製造的葡萄糖量，或刺激胰島素分泌，或提高對胰島素的感受性，或讓碳水化合物的消化和吸收變慢，來降血糖值。

說到這裡我想應該已經有讀者知道我接下來要講什麼了，一旦使用藥物降血糖，身體會為了應付這個變化，想讓身體恢復到原本狀態而開始作工。這是為了保護生命安全而作的工（恆定性），是身體的自然反應。

診斷出糖尿病，服用「降血糖藥」

←

因為藥的作用，血糖下降

←

大腦意識到血糖值太低。大腦感受到有生命危險，而讓血糖上升

←

造成食欲湧現而去吃東西。讓原本分泌不出來的胰島素分泌

←

胰島素枯竭，胰島素不作用，血糖值上升

當初就是因為「吃過量」造成糖尿病的，結果服用的藥物又會招致「吃過量」，而有可能會陷入惡性循環。即使吃藥暫時讓血糖值下降，之後血糖又會上升而引發負面的連鎖效應。還把它說成是「慢性疾病」，讓人不禁想吐槽「太奇怪了吧！」。

注意到這種負面連鎖效應的醫生會告訴你，因為第二型糖尿病無法完全治好，所以要用「降血糖藥」來控制血糖，以免得到併發症，用這種說詞說服你。

目前為止，這個「症狀治療」是標準的治療方法，持續服用藥物，就是持續攝取這個自然界不存在的化學物質（異物），所以對肝臟或腎臟也會造成負擔。

沒錯，必須去面對的終究還是「吃過量」這個真正的原因。

吃藥還不如相信「身體會自己治癒的能力」

有個人即使有糖尿病，仍然去做膝蓋保守療法中的「一週斷食一天」。這個人在這天不會服用降血糖藥，為了避免低血糖發作，會準備緊急情況時吃的糖果，努力的一天只喝水渡過。他最開始的感想是「實行之後，原本覺得做不到的斷食，其實也沒什麼。而且覺得水真好喝。」漸漸的其它日子他也減少食量，很自然的就不會吃過多，減重成功。

連血糖也恢復正常的患者，是因為經歷了「治療原因」的緣故。如果能一直保有這種心態，糖尿病就不會再發了吧。當然這對身體也不會有任何不好的副作用。

另外，還有持續吃了糖尿病藥物三年以上的人，在聽到持續服藥五年的人斷食成功的例子之後，也跟著謹慎的嘗試斷食。斷食的重點在於要多喝水，慢慢的喝，心情放輕鬆，不用過於緊張。

還有很多跟症狀治療很像的使用藥物治療的例子。我在前本書《一百歲也能行走自如》當中已解說過關於高血壓開的「降壓藥」，胃食道逆流開的「PPI（質子幫浦抑制劑）」，它們的作用和副作用，其他還有很多例子，說都說不完。

如果醫生開了藥物處方，為了自己好，要好好的去理解這些藥會帶來什麼作用，依需求再服用。

我從藥學系畢業之後，重新再進入醫學系就讀而成為一位醫生。根據我學的專門知識，我認為，**使用化學物質來控制人與生俱來的「治癒能力」、恆定性，最終**

都只是暫時的，最好是最低限度的使用就好。

而這不單指藥物，就連手術之類的醫療行為也一樣。

當然有些手術有其必要性。我也為了能做最棒的手術而一直做準備，就連我遭遇交通事故，也是因為做了必要的手術才得以活下來。但是，還是有些其實也算症狀治療的狀況，我希望能讓大家知道。

找出「下肢靜脈曲張」的原因並治好它

膝蓋內側小腿等處，有凹凹凸凸的像瘤一樣的疾病，不知大家是否知道？這是「下肢靜脈曲張」。靜脈是存在我們身體裡二種血管當中的一種。

從心臟連往全身目的器官的血管叫做動脈，它會將氧氣和營養送過去。如果將動脈切斷，目的器官就會死掉，所以為了避免受傷，它都位在身體深處。

手腳的部分，會通過離皮膚較遠較深的地方（手腳的中心部位），再到手腳末端。動脈比靜脈的血管壁還厚，更富彈性。

收集了目的器官的老舊廢物，再運回心臟的血管就是靜脈。靜脈位在皮膚下方不遠處，分布極多。它會運送從所有地方、器官滲出的老舊廢物或二氧化碳回心臟。若身體表面受傷而出血的話，幾乎都是靜脈的血。靜脈比動脈的血管壁還薄，特徵是容易壓扁。

【動脈】從心臟向身體各角落流出「含有氧氣或營養血液」的血管。位於身體中心部位，動脈血管壁厚，彈力佳。割到就慘了。

【靜脈】圍繞全身，負責將「回收二氧化碳或老舊廢物的血液」運回來的血管。皮下分布很多，靜脈壁薄，容易壓扁。即使割到了也能輕鬆止血。

血管大致分為這兩種。將血液流往動脈的是心臟幫浦的作用。靜脈藉由心臟的吸引力，和人活動時肌肉的收縮而擠壓靜脈，來將血液送回「原本的出處」——心臟。藉由如此，血液由心臟送往身體的各個角落，收集老舊廢物，再回到心臟。

靜脈瘤，為什麼不會出現在頭部或手部？

那是因為頭部和手部的所在位置。因為他們和心臟的高度相同，或是比心臟還要上面，所以血液很輕鬆的就能回到心臟。

靜脈曲張會在膝蓋內側或小腿這些下肢部位發生。想一下血液準備要流向腳末端再回到心臟的過程。血液通過小腿後方，再通過膝蓋後方、大腿後方之後進到腹腔。從腹腔流向背部往上，再上到鎖骨的高度之後回到心臟。

從下半身的靜脈回到心臟，是違反重力要往上爬超過一公尺的大工程。

當你吃太多而造成腹部全是脂肪，身材圓滿的話，那樣的肚子將成為靜脈最大的難關。那是因為從腳末端要流回心臟這麼長途的登山之旅，原本進入腹腔的血液再爬四十公分終於能到心臟了……卻在快到達的稍稍前方停下了腳步，因為慢慢養大突出來的肚子，它的皮下脂肪、內臟脂肪會壓迫到靜脈，把它壓得扁扁的。

下肢靜脈有瓣膜，但是連那麼可愛的瓣膜都被破壞了，於是血液會往原本腳的方向逆流回去。有血液囤積的小腿靜脈就會像腫包一樣浮出來。倒流回來的血液被叫做回流血液，又因為會有新的血液往小腿這邊送過來，因此血液會容易形成渦漩狀的血栓，慢慢的持續發生這種狀況就會形成「下肢靜脈曲張」。

下肢靜脈曲張

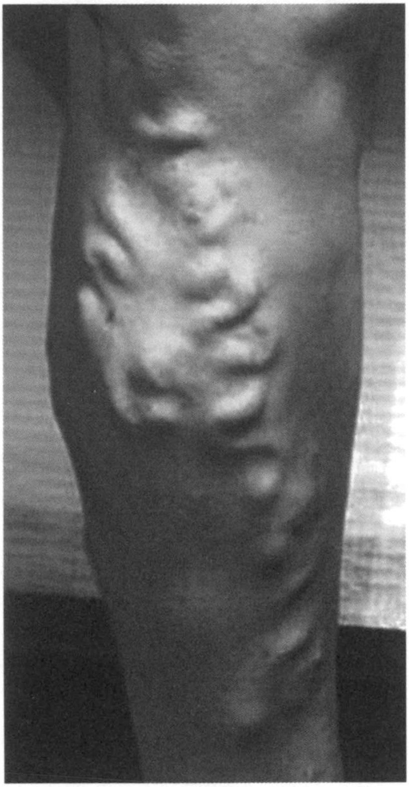

從膝蓋後面到小腿形成一陀一陀的凹凸瘤

當醫生診斷你有「下肢靜脈曲張」時，以外科的治療方針（指導方法），會建議你動手術，抽除掉每個有瘤的靜脈（靜脈抽除術 Stripping），或去做用雷射燒灼靜脈的手術。什麼？不管造成靜脈血液倒流，形成凹凸瘤的原因，只去消除那些已形成的凹凸瘤？這也算只治療結果，不管原因的「症狀治療」。

因為不太常活動身體（下肢），所以肌肉的收縮很少↓造成運動不足↓腹部脂肪肥大↓回流的血液增加↓靜脈瓣膜故障↓形成下肢靜脈曲張

這就是形成的過程。

而就算沒有變成「下肢靜脈曲張」，只要回流的靜脈血液增加，小腿就會有血液滯留。造成晚上常會腳痙攣，或是小腿產生血栓。

雖然生成小的血塊（血栓）不是什麼大事，不過，小的血栓，如果掉落跑進血管內就會引發問題了。有可能變成造成心肌梗塞或腦梗塞、肺梗塞的血栓原因。

這個「圓滾滾的大肚子」跟膝蓋疼痛發作有幾個共通的原因。如果不去治療這個原因，那麼拿掉的凹凸瘤還是會再長出來，容易血栓的狀態不會改變。在動了膝蓋手術之後，下肢一定會腫脹，而肚子越圓滾的人，腫脹會越嚴重且持續越久。因為對於要將血液送回心臟的靜脈來說，最大的難關還留著。對於因手術而腫脹的膝蓋來說，流出去的血又回流，實在是件糟糕的事。

上了年紀「血壓會高」有原因

在第一章我曾說過，切到手指的話，會經過「發炎↓疼痛↓血液集中到患部↓結痂↓修復」這樣的治療過程。不管是內臟細胞、血管細胞、骨頭也大概是這樣的治療過程。

所以，「疼痛」是身體的某部分被破壞時，為了修復它而發出的「訊號」，是要傳達想快點治好就要靜養這樣的暗號。

總之，疼痛有它代表的意義，它不是敵人，倒不如說是好夥伴。雖然，疼痛的確令人討厭啦！

比方說，年紀漸增，血壓會跟著上升也是有理由的。當年紀越來越大，動脈的血管壁也會變硬而引起動脈硬化，再加上身體的各處都在「修復」，因此產生需要集合血液的必要性，血壓也就上升了。

特別是腎臟或肝臟因受傷變弱的話，為了集合血液往那邊送，就必須讓血壓上升。血壓變高，對於「治療力量」在運作的時候來說是很自然的事。

如果不了解這樣的運作機制，很容易將疼痛或血壓上升單純的當作是「不好的症狀」，但是身體發生的反應沒有不具意義的。安保先生常說的「身體不會做錯的事」——我相信我們還沒有完全理解這一點。

人類沒有節制的使用藥物止痛、降血壓的話，身體的修復開關就不會啟動，或是血壓會降得太低，如此會導致必要的血液沒辦法流到器官。

離現在約五十年以前，一九七五年時，血壓超過一百八十就算高血壓。到了一九八九年，內科的治療方針（指導方法）改成血壓超過一百六十就算高血壓。到了二〇一九年，一百四十以上就算高血壓。人類明明沒有什麼大變化，為什麼高血壓的標準值會下修這麼多？

我反對這個標準，我認爲有個法國醫生的論文中寫的，血壓要以年齡＋九十這樣的血壓值剛好。如果你七十歲，就是七十＋九十＝超過一百六十才算高血壓。如果已經八十歲，血壓超過一百七十以上，只要沒有症狀（頭暈或頭痛）的話，也不需要降血壓。不要不考量年紀因素就用同一個標準斷定是不是高血壓，應該要考量症狀和年齡，再來控制血壓才對。

來我這裡住院的患者，年紀介在六十歲～九十六歲左右。八十歲以上的患者有的人會吃二～三顆的高血壓藥。來住院時，量他們的血壓大約在一百到一百二十。住院中因為一天會量好幾次血壓，所以會叫他們不要吃藥，由我們這裡管理。出院時，常會聽到他們說，不吃那麼多藥，頭腦很清爽，感覺很好。

如果血壓一直很低，傷口會好得很慢，血液也不容易運往腦部，所以會記不住事情，形成通往失智症的捷徑。以前營養不好，血管容易老舊損壞，所以有很多人會得腦溢血（就是腦出血）。現在則是因為血壓低，血液送不到腦部，腦梗塞的人比較多。

最佳主治醫生的選擇方法

雖然我是個醫生，但我認爲不能盲目的相信醫療。

為什麼我會這樣說呢？因為成為醫生的人，多是很認真，小時候成績很優秀的人。我相信越認真的醫生，越會好好的遵守治療方針（指導方針）。如果指導方針正確的話還好，如果不適合患者，或是有意的錯誤，那就糟了。我覺得明明醫療已這麼進步了，需要血液透析的人卻還不斷增加的理由，應該就是這類原因。

很痛的時候就避免活動，讓身體休息。上了年紀就記錄身體的狀況。避免胡亂的持續吃藥。

一直吃處方藥的人，要定期的跟主治醫生好好的討論（選擇可討論的主治醫生）才對。現在這個社會，越來越多什麼都不想就一直持續吃著藥的患者，和不斷開藥的醫生，但是，自己的身體應該要自己管理。找到能好好跟他討論的主治醫生是很重要的事。

我年輕時，會有注意到「醫療不能醫過頭」的經驗。那是在我漸漸習慣動手術，認為「不管什麼骨折我都能把你治好！」而感到得意洋洋，很期待動手術的時期所發生的事。

有一天，我回顧自己的手術發現一件事。

那個手術漂亮的把骨折給接好了，連一根頭髮的誤差都沒有，過了一段時間，骨折處周圍的軟組織，從骨頭剝落了。結果骨頭一直很難癒合接起來。

有次，我在當一位高齡醫生的助手時，發現到明明骨頭之間還有點誤差沒對好，醫生卻迅速的結束了手術。我從那時才知道，手術時間短，骨頭和骨頭雖然沒有完全對上，但只要血液有流通，骨頭就能癒合接起來。就算骨頭接得很完美，如果切掉太多肌肉或周圍的組織，則骨折部位不太會有血液通過，這樣就難以長出新骨頭，而且容易引起術後感染。

這件事讓我深切了解到「不能防礙血液循環才能恢復得好」。

這個往事回憶教會我人類「自然治癒能力」的偉大，和醫生只具備「能幫上一點忙」的分量。而且從這件事，讓我對人的免疫和恆定性的運作產生很大的興趣，於是我重新勤奮學習。能短時間完成，對周圍組織的侵入又少，保持血液循環的漂亮手術，應該算是最棒的手術了。

醫生也是人，不可能完美完全，而且，自己的身體本來就是自己最清楚。我希望你能去找一個支持你自己本身自然治癒力的主治醫生。

過「盛情款待」自己的生活

思考自己為什麼會生病的原因時，或許會想到很多事情，發現自己做了哪些沒有好好珍惜身體的事而覺得後悔，覺得不可原諒。

不過，那是因為從前並不清楚要怎麼珍惜自己，也萬萬沒想到竟會導致疾病，只是一路很努力的生活，才會造成現在的景況。然而，未來可以改變，所以，將眼光看向未來，去行動吧！光用想的不會有任何改變，想改變，行動很重要。

有退化性關節炎的人，或擔心會得到這個疾病的人，可以放心的嘗試看看完全不用怕會有副作用的保守療法。如果做了保守療法還是沒有改善，還有最後一個手段，就是去動這類必要手術的醫療方式。

不過，要用手術刀劃開重要的身體之前，請先嘗試只需做滿三個月，用自己的力量就能做到的保守療法。不要被生病的「表象（症狀）」困住，要去治療『有隱情』的原因，親身去感受症狀消除之後身體受到的『款待』。

題外話，我因為交通事故差點死掉時，還記得當時的我從身體抽離出來，從正上方往下看著自己的身體，這個記憶還留在我心裡。所以我覺得「靈魂」就是自己，現在的我認為靈魂是永遠存在的。那身體又如何？這個身體是從地球領受的物質形成的，要很珍惜的使用它，它讓我的（靈魂）能去經歷各種體驗，總有一天要將它還給地球。我是用這樣的心情活著的。

對我來說，因為我很愛這個在所有體驗都很照顧我的身體，所以常常會對它說「謝謝」，盡可能的款待它。我做了很多款待身體的事，下面會整理出來，大家可以參考。

為了培養百歲體力，我保有的習慣

身體保持暖和，不著涼

說到這裡我想大家應該也都知道了，血液順暢循環好，對我們的身體來說非常重要。因此，我也很注意日常生活中，不要去做會阻礙血液循環的事。**首先要注意的事情就是「不讓體內深處著涼」**。

體內深處的體溫（深層體溫）低的話，血液循環就會變差。有癌症或重度憂鬱等疾病的人，很多都是表面體溫只有三十五度或是深層體溫不到三十六度的「低體溫」。三十六度都不到的話，內臟就沒辦法發揮它原本的功用。

安保先生也說過「剛開始是手或腳這些末端部位冰冷，之後過不久就會進展成為內臟方面的問題。對生病的人來說『讓身體休息、身體保溫是工作！』至少要將身體弄得暖和才行」。

要怎麼讓身體暖和？大家知道暖腿襪套嗎？就是在百元商店找得到的那種細長形的襪套。也有套在手上的，叫做袖套。請使用這些護套，避免讓手腕、腳踝受涼。還有脖子的保暖。你去到鄉下時，常可看到脖子上圍了一條毛巾的大叔，他這麼做其實非常好。最後就是肚圍。

讓脖子、兩手腕、兩腳踝，這「五個地方」暖和，以及使用肚圍，來保持深層體溫的暖和。

體溫的調整和飲食之間有深刻的關係

在寒冷的冬天，洋蔥式穿著天然材質做的衣物來保暖，要讓房屋溫暖，吃暖和的食物溫暖內臟。根莖類蔬菜（白蘿蔔或生薑、蔥等）可讓我們的身體深處暖起來，維持較高體溫。

可在鍋物料理裡，放進根莖類蔬菜，喝酒的話加了熱水稀釋的酒也不錯。而自律神經當中的交感神經，會因緊張而收縮血管，讓血壓上升，但血流量會因此變少，阻礙血液循環，造成體溫低。所以請讓自己保持放鬆，讓血管擴張，這樣血流量才會增加。

炎熱的夏天會流汗來散熱，但是為了不讓內臟受涼，注意不要吃太多「冰冷食物」。可以積極攝取讓身體降溫的夏天蔬菜（番茄或小黃瓜、茄子等），相反的，冬天時要注意不要吃這些食材。

現在超市一整年都會擺放相同的蔬菜，我們也因此喪失了季節感而容易生病。以前的人會吃當季蔬菜，很少出錯。

炎熱時節，若要喝酒可以喝能降體溫的啤酒。最近中暑的人越來越多，這是因為身體裡累積的熱氣發散不掉，因而引起脫水。在吹著涼爽微風的地方，慢慢的補充含有鹽分的水很重要。

和身體對話，照顧它

我結束工作回到家之後，會先進浴缸泡澡。浸泡在浴缸裡，是我和自己身體對話的寶貴時間。

雖然說是「對話」，但並不是真的用話語溝通。在浴缸裡面，我會用手指的大拇指將整個腳掌按一遍。這麼做可以發現有哪裡感覺疼痛或僵硬。這麼做是在接收「身體給我的訊息」。

疼痛和變僵硬的地方每天都會變。每天這麼做的話，就會注意到那個地方和自己身體狀況之間的關聯。

這裡痛的時候是腸胃比較弱的時候。這裡僵硬的是那天沒睡飽。腳底的穴道會關聯到整個身體。每天觸摸去感受僵硬或疼痛的程度，就是接收身體訊息的好方法。

可以從感到疼痛的地方周圍開始按壓讓它放鬆。為了能讓疼痛和僵硬有所緩解，要帶著對它說「你辛苦了」的心情，溫柔的按壓。如果上網搜尋「反射區」，可以找到反射身體各個內臟器官的腳底穴道圖。參考這個圖，對照身體狀況或許也不錯。

另外還有，**「用手治病」**。雖然現在大家把它看成是一種迷信，但原本它對醫療來說是非常重要的行為。

就如文字表達的意思那樣，它是在受傷的地方「用手觸碰治療」的行為。不管是什麼樣的症狀，當你用手觸碰皮膚並溫柔的動一動，就會變暖和了。

日本的傳統醫學中，有一個叫做靈氣的療法。它是由京都的臼井甕男老師開發的，後來由軍醫林忠次郎醫生將它發揚光大。二戰後，因GHQ（盟軍最高司令官總司令部）指出「這是怪異的療法，應該要用最新的西洋醫學」，所以在日本，靈氣療法就變得像詐騙一樣了。

不過，在夏威夷檀香山出生的日裔美國人高田哈瓦優女士，接受了林忠次郎醫生的治療後，就將靈氣療法傳到西方去。這叫做西洋靈氣，而在英國或澳洲，靈氣療法是國家認可的，保險有支付。

靈氣是只將手放在患部的療法，就跟日本傳統做的「徒手治療」一樣。疼痛的地方，請用手掌輕輕的觸碰一分鐘左右試看看。首先，這個地方會變得溫暖，疼痛就能緩和。

就算沒有學過靈氣療法也會有這種體驗是因為，用手觸碰患部，**血液就會集中過來**。血液集中，就會產生治癒機制（治癒的循環機制開始運作），我想這個就是治療的基本原理。在吃下用石油做的止痛藥之前，請務必先試試這個方法。

吃好吃的食物，其他多餘的不要吃

因為我喜歡吃好吃的食物，所以我也很喜歡花心思做料理。在「空腹日」以外的日子，我認為我吃的都是相當好吃的食物。

我主食當中的米飯是糙米。糙米為了不要發芽會有植酸產生。**要煮飯之前，夏天請先浸泡半天，冬天要浸泡一天，讓植酸跑出來。浸泡過的水倒乾淨之後，米稍微洗一次之後再煮。糙米周圍容易附著農藥，盡量去找沒有農藥的糙米來吃。**

從我在湘南生活時，我就一直會用自然栽培糙米（五杯），加紅豆或黑千石（北海道產頂級黑豆）之類的豆（零點七杯）和神寶鹽（日本、菲律賓產的海鹽）一小匙，用壓力鍋炊煮，做成發酵的酵素糙米。午餐會只帶一個用這個米做的大飯糰去吃。因為糙米是全食物，所以午餐只要吃這個飯糰（沒有小菜）剛剛好。

如果有時候我很想吃白米飯，就會在家自己輾米，將糙米的米糠和白米分開。米糠醬菜含有很多可保護腸內重要細菌的好乳酸菌。市售的醃漬物，加了各種添加物在裡面，要注意。

調味料或高湯也使用沒有添加物的天然食材，若覺得它是過度精製或加工的食品最好避免。

平常的小菜或味噌湯裡面的料，都以我家自己種的蔬菜，或是沒有施加農藥或化學肥料種出來的蔬菜為主。我自己種的蔬菜目前還很少量（拓展農地是我退休後的期待），盡量都吃在附近種的，新鮮的食物。

我吃的食物應該接近食材流通沒像現在這麼發達的日本時代在吃的，接近古早時候吃的那種粗食吧！對已養成不要吃太多習慣的身體來說，這樣已經很足夠，可以扎實的攝取到營養。

乍看似乎是很樸素的餐桌，但桌上每樣菜的味道都很豐富、美味，滿足感很高。雖然我喜歡吃當地捕獲的魚，不過最近我不太會想吃肉。

但是，來到一宮市之後，我能入手安全又好吃的雞肉，所以這種雞肉例外。我喜歡在山野間隨意跑來跑去、在放鬆的環境中飼養長大的雞肉。這種覺得「被生出來真是太好了，差不多該被人類吃掉了吧」的雞肉或雞蛋特別好吃。我都會抱著感謝的心情，好好享用。

選擇自己認為的「豐盛飲食」食用

當我跟別人談到上述話題時，曾有人說「你吃的就像禪寺裡的和尚在吃的飲食」，不過我聽說事實上，禪寺和尚在修行時，必須要有相當的體力，所以非常重視吃飯。如果是這樣，我也想跟他們一樣。

雖說如此，我會在週末招待朋友時，在暖爐上烤自己手作的披薩餅皮，在寒冷的冬天煮一鍋一天比一天更夠味的「老高湯黑輪」，和朋友一起享受作菜和用餐的樂趣。

對了，之前秋天時，還用摘下的柿子做了「柿子醋」，有一段時間都在享用這個極品醋拌料理。那種自然的酸味，比我以前吃過的任何酸味都還清爽，我覺得那像是秋天天空的味道。把它當成沙拉醬加進食物裡也好好吃呀！

在我前本書《一百歲也能行走自如》裡面，曾介紹了關於糙米的營養和「地產地銷的蔬菜」。我仍和之前寫那本書的時候一樣認為，**食用沒失去營養的安全食物以滋養身體很重要**。最近，很多人會打造陽台菜園種蔬菜。自己種的話就不會使用農藥，可以吃到天然的食物。

原本我因為想當藥學研究者，所以曾想具體的告訴大家，將食品裡添加的化學物質或農藥吃進去對身體會造成什麼影響。可是，這種資訊現在書店或網路上已經很豐富了。

雖然資訊混雜難以分辨，不過無論你想要獲取任何資料的時候都會碰到一樣的情形。不管是醫療或飲食，若你真的想要「治好它」、「改變飲食生活」的話，就會遇到你所需要的資訊。所以藉由這本書，希望能有機會讓大家好好的思考對自己來說，什麼是真的好吃的飲食、豐盛的一餐。如果本書的內容能成為讓您的飲食生活變得更好的契機，真的再好不過。

什麼才算好吃？什麼才是豐盛的感覺，因人而異。

現在的我們，可以自己選擇想吃的東西，真的是一件值得感謝的事。

我認為不用花太多金錢或時間，只要稍微費點心思也能享用好吃、豐盛的食物。最重要的是，**食物受到烹煮者心態很大的影響**。料理一直都很好吃的餐廳，主廚是很開心在煮菜的。一起吃飯的同伴心態也很重要。

吃是很重要的事。只因為時間到就去吃是不對的。帶著期待的心情並懷著感謝之意然後享用是最棒的。最好能避免一邊看電腦或手機一邊吃東西。請好好珍惜自己的或家人的美味、天然的飲食生活。

利用生活中的「淨化」讓每一天神清氣爽

之前我曾寫過「氣」或「血」的循環很重要。我在生活中也很重視這些，也為此調整了生活環境。東洋醫學也很重視「氣、血、水」的循環、平衡。

首先，我們要在大自然中淨化自己。我們的身體裡有電子在流動。不要累積這些電子，要讓它們流動到地球，這很重要。

住在湘南的時候因為離海很近，所以我會常常去做海水浴。搬來一宮市之後，因為住得離海很遠，所以我打造了一個小農田，光腳去接觸土地。這個叫接地（Grounding）。從光腳丫子將身體裡多餘的電子流向大地。

在家裡也能接地。冰箱或微波爐會有地線。將薄銅片放在地板上，在上面夾個夾子將其連接到地面。沒穿襪子的腳踩在這個銅片上就可以像接地線一樣。這樣做也能讓身體裡多餘的電子流向地球。

基本上我屬於會用科學根據判斷事物的類型，而且不是宗教家，所以我將這樣的行為叫做「淨化」，沒有想跟大家傳教的意思。但是，如果遵從自己的感覺，時常做這樣的事，就會感到神清氣爽。因為感受到被淨化了，所以會一直持續做。

在清晨升起的太陽照耀下一邊做深呼吸，或夜晚月光映照，聽著蟲鳴鳥叫聲的時候，也同樣的會有被淨化的感受。我想大家應該也有自己的淨化方法，例如去附近的神社寺廟參拜，每天睡前泡澡（洗掉一天的喧囂）等。這是非常重要的事。

精心打造一個住起來舒服的家

因為吃飯、睡覺的地方非常重要，所以我現在很起勁的在整修我的房子。我打造的主題是「會呼吸的家」。我買了便宜的中古日式老宅，剝掉牆壁，放進麻材質的天然絕熱建材，塗上可自然調節濕度的珪藻土。

地板也打掉，改貼用檜木或杉木製的天然實木地板。天然木頭做的地板，因為含豐富的天然精油，所以宛如在家中也能做森林浴一般，感覺很幸福。整修很花時間也很費工，也有預算上的考量，所以沒有一下子就整修好，搬來這裡已超過三年，雖然目前只整修不到十個塌塌米，不過一邊住在裡面生活一邊整修也很有意思。

我住在湘南沿海的公寓時，也做了同樣的事。現在的住宅牆壁，有很多是塑料做的裝飾牆。因為鋁門窗緊密性很高，所以當濕度升高，牆壁就會結露水，容易發霉。房間裡的空氣就會有一堆塵埃或黴菌的孢子，因而造成過敏的人越來越多。

我建議最好把這樣的牆壁剝掉，改塗灰泥或珪藻土。日本傳統的牆壁或天然實木建材，可以在濕氣重的時候吸水。在乾燥的日子，將吸進的水釋放出來，具有和大自然保持固定濕度的功能。可說是會呼吸的家。如果自己ＤＩＹ打造的話，不會花很多錢。這樣的家會讓空氣清新，心情會很好。

還有廁所、浴室、浴缸、廚房，我也都會好好的擦拭乾淨。這樣一來，就能做出好料理，也會讓身體更好。因為感受得到好的循環。

吃飯前可以祈禱「感謝天地賜下的恩惠，和做這頓飯的人所含的愛意，我會好好享用。這個生命進到我們的身體裡，對自己和他人都會有幫助。非常感謝！開動了」。

我還有其他幾個在行動前或行動後默默禱告的習慣。

雖然我沒有特別的信仰，不過，我對於我六十三年人生的各種經驗，充滿了感謝，所以自發性的禱告慢慢的就增加而變成固定的習慣。

我的新夢想是讓「醫道」復活！

我只專門診治退化性膝關節炎之後，除了漸漸的磨練出手術的技巧之外，也讓我有了一個夢想。

那就是——不斷的琢磨技術，把那個技術當作後盾「不用切開膝蓋也能治好它」。

這個夢想，我想跟患者一起實現。

從我在湘南的時候就懷有這個夢想，後來它也變成跟我一起工作的整個醫療團隊的夢想了。我們會跟患者建議「為了能幫您做完美的手術，我們的團隊已做好準備，最後還有這個方法，所以，動手術之前，我們先認真的試試看保守療法吧！」患者會因為「我們這麼說」而感到安心，拼命的努力做三個月。

這個夢想沒過多久就實現了，從湘南搬來一宮市這裡之後，這個夢想仍然持續實現中。

對此我真的很感恩。所以我又想了一下。我想要更多一點，擁有更大的夢想，為了那個夢想工作。

新的夢想就是——

不要診斷症狀的醫學，要找出原因治療它，完全以「人」爲本位的診療，我希望能回到這樣的醫道。

武道、武士道、花道、茶道等，日本傳承下來的好幾個「道」，都存在著在沒人看見的地方更以禮待人，不鬆懈持續精進的「款待」之道。診療人類身體的醫學，過去應該也是如此。我期盼醫療能回到過去這個模樣。

現代醫療因為有經濟學的考量，一面倒向「對症療法」。只求抑制症狀不期望根治，讓患者反覆不安，這並非以患者本位思考。醫道應該是要能好好引導那些因為生病而受苦、感到不安的人才對。能幫助患者自己本身直接去面對原因，給與支援幫助他消除不安。站在患者本位思考的才是「醫道」。

現今社會，由於患者們也都很忙，所以越來越多人只想「不管怎樣先幫我解決這個症狀」。醫療方也因為經濟學的考量，不想把錢花在不會加分的生活指導上——不得不說，我期待的醫道這條路還很艱難的。

回到以往的醫道，對患者來說當然很好，但是對醫生來說，不也能增加「治好」的機會，增加人生價值嗎？當你為此感到開心，壽命一定就會延長。

因為能再次擁有更大的夢想，所以特別給我自己大優待，培養百歲體力，充滿幹勁的和患者們面對面。

第五章

退化性膝關節炎的醫療

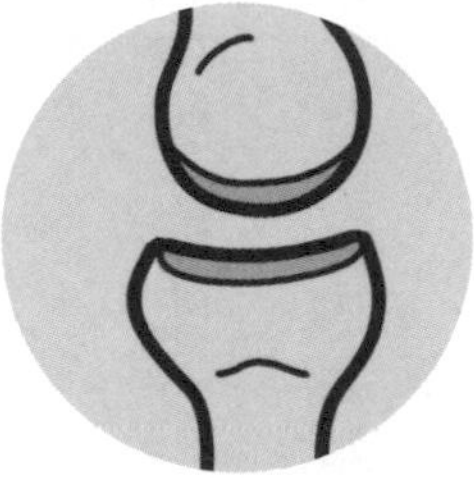

關於手術的說明

來一宮西醫院掛診，初診時會先介紹「保守療法」

最後，我要介紹給大家，來我這裡掛號要看退化性膝關節炎的患者，會接受什麼樣的治療。我也會跟大家解說有關手術的部分。

首先，第一次想來一宮西醫院骨科，接受退化性膝關節炎治療的人，目前可以先打電話預約初診。

預約當天來到醫院時，會先拍患部的X光片（有時也會在說明會完之後才拍）。拍好之後，會被帶到「保守療法」說明會的大房間。在那裡熱烈的為大家說明為什麼要做「保守療法」，或它的意義和期待有什麼效果、執行期間等。

在說明會當中，也會讓大家做做體操之類的，整個說明大約會有六十分鐘。

如果從想告訴大家的內容豐富度來看的話，時間很短，在這麼短的時間內，希望能讓患者們對膝蓋疼痛的原因或治療方面，能有更深的理解，能懷抱希望。為了讓這個說明會的內容能有學習、有驚喜、有歡笑，我每次都是全神貫注，用心的為大家說明（一宮西醫院公開的YOUTUBE影片*「【膝蓋痛】獻給想用自己的腳繼續走路的人～一百歲也能行走自如～」也差不多是同樣的內容）。

就如同我在本書開頭寫的，**即使是被之前的醫院告知「只能做人工關節置換手術」的患者，我也不會馬上就幫他動手術**。我在這個說明會也會說明，並且和患者約定，要先做三個月的保守療法。

說明會之後的個別看診，我會說以下的內容。

・**關於診斷症狀、治療計畫的對話**

從X光片等的檢查結果，跟病患說我的診斷，並和病患一起思考原因

・**關於治好膝蓋之後想做什麼的對話**

詢問患者膝蓋疼痛對他生活造成什麼樣的困擾

*https://www.youtube.com/watch?v=104PnPiEp44

也詢問患者膝蓋治好後有什麼「想做的事」

・**減輕體重的必要性、提示減重目標**

針對該患者減到適當體重的減重方法，提供幾個建議

・**直接傳授患者「擺盪小腿體操」的做法，讓他記住**

用自己的力量促進軟骨再生的「擺盪雙腳」。確認是否能正確擺盪。

・**肌肉訓練和走路方法的指導**

股四頭肌或內收肌的鍛鍊方法「大腿內側走路法」的說明

做了這些，決定好下次的看診日（約三個月後），當天的看診就結束了。

最後我再做個歸納，我在初診時告訴病患的巽式・保守療法如下。

①早上起床去洗手間之前做擺盪小腿體操／有空就做擺盪小腿體操

②瘦回標準體重／建議可以一週斷食一天恢復到標準體重

③走路方法／O型腿的人要用大腿內側走路／X型腿的人要走一直線／治好之前要拄拐杖

④肌肉訓練／鍛鍊股四頭肌／也要鍛鍊腹肌和骨盆底肌群

①的「擺盪小腿體操」是在培養剩下的透明軟骨。藉由做這個擺盪小腿體操，可以讓因為膝蓋空隙變窄而無容身之處的半月板，回到原本的位置。藉由滑膜的伸縮，會分泌出軟骨的營養成分。已完全沒有透明軟骨的人，這麼做也有助於生成纖維軟骨。擺盪小腿的時候，不要加上體重。只有這項是促進軟骨再生的保守療法。

②的「體重」，對很多人來說是個問題。在①好不容易再生出來的軟骨，如果又讓它負荷體重五倍到八倍的重量，馬上就會破壞掉。這項也需要有足夠耐性來達成。

③的改變「走路方法」，是要矯正以往會破壞軟骨的不良走路習慣。前面也說明過，即使關節已經完全沒有空隙了，還是可以藉著推擠關節的另一個方向，打開關節產生空隙。如果持續以往的走路方式，會把在①製造出來的軟骨破壞掉。一開始可以邊看鏡子邊改變走路方式，因為學會之後疼痛真的就會減輕，大家很自然的就能改變走路的方式。

④的「肌肉訓練」，藉由讓膝蓋周圍的肌肉回到「瘦肉」狀態，可讓膝蓋關節穩固。肌肉一旦開始發揮防止搖晃的支撐效果，在①再生的軟骨就不會被破壞而能留存下來。前面也已經學到，如果為了舒緩疼痛就使用市場買來的護膝來支撐，肌

肉就會偷懶不做事，漸漸變成雪花肉。

四個保守療法當中，最重要的就是①的軟骨再生。可是只有做到這點，再生的軟骨馬上又會消失，我想這點大家都能理解了。**這四個保守療法認真做三個月，你看到的世界會改變到讓你驚訝的程度。**

只需要改變你的想法。將保守療法想成是「自己去做，治好自己」，然後去行動。

複診時，會討論「之後要怎麼做」，訂定個別的治療計畫

大約過了三個月的下一次診療日，會拍攝X光片，然後，保守療法的結果也會在這個時候顯現。

如果疼痛減輕了，那麼就更要繼續做保守療法。軟骨復活到某個程度之後，也有人即使減少擺盪小腿或肌肉訓練也不再疼痛了。持續做保守療法的話，約有一半左右的人，不用動手術也能從此告別疼痛。如果，疼痛仍然沒有減輕的話，我會和他一起思考，為什麼沒有改善的原因。

接著，就看每個人的不同狀況來分別處理。有的人會再做三個月，用自己的力量持續去做保守療法，有的人會再聽一次說明會（重頭開始），有的人會預約動手術等，有各種不同狀況。總之會和患者好好的討論，再繼續往下治療。

我不是「不動手術的醫生」，我只是「不馬上動手術的醫生」，但是我每週都還會幫很多有退化性關節炎患者動手術。因為我手術做得不錯，所以整體來說大約有十％的患者會選擇動手術。

從我跟患者提議「反正最後還有動手術這招『看家本領』一定能把你確實治好，所以不妨先試看看保守治療」，我則一直不停的磨練著我的技術。我仍持續學習膝關節手術的先進醫療，不斷的研究、開發「對身體更沒有負擔的手術方法」。讓人感到榮幸的是這幾年，有很多從國外來的醫生們，前來觀摩我動手術。

所以我會和選擇希望動手術的患者，一起認真的、正向的去面對。膝蓋原本就可以用一〇八年，因為有不用動手術就能治好疼痛的方法，我才會提出這樣的建議，但是如果「想快點動手術」，也是患者自己當時做的選擇。

就算知道可以不用動手術就能走的方法，但有的人還是沒辦法做，有的人有必須快點動手術的苦衷，本來就會有各種狀況，這很自然。因為人生有限，所以有的人會不想白白浪費時間。

只是，不要只將眼光放在疼痛這個「結果」，而是要放在造成疼痛的「原因」。要去治療膝蓋的主體是自己本身。爲了讓患者的心態能如此轉變，我總是盡量有耐心的等待。因爲我認爲這個時間，對患者來說是「必要的時間」。

如同我先前寫的，膝蓋疼痛，不僅是膝蓋問題，也是你回想、思考全身健康或以往生活的機會。雖然膝蓋疼痛對生活會造成不便，但因為不會威脅到生命，所以好好的想一想之後，再做決定就可以。手術也一樣，優點和缺點都去研究之後，再作選擇，這很重要。

事實上，也有些人原本已經預約要動手術，在等待動手術的期間，同時也做保守療法，結果疼痛減輕，手術也取消了。

也有些人會得到退化性膝關節炎的最大原因是「過去骨折造成骨頭變形」這類特別的狀況，結果動手術將變形的骨頭治好後，就不必再做人工關節置換的手術，這樣的案例也發生過。不管是什麼情形，動手術這方面，我也會用「治療原因」的觀點和患者互相討論。

人工關節置換術的優點

所有人工關節置換手術的共通優點就是，當你想動身體時，之前體重一加到關節就會產生的劇痛感消失了。因為金屬覆蓋了骨頭的末端，所以之前說過的「微小骨折（五十六頁）」就不會發生，很多手術前經歷過因反覆的微小骨折帶來劇痛的患者們都會覺得「完全不會痛了耶」。實際上雖然仍有別的疼痛殘留，但是和微小骨折的劇痛相比，根本不算什麼，所以很多人會感覺走路不再疼痛了。

我先從最不會對身體造成負擔的手術方法「半膝關節置換手術」開始介紹，再接著介紹什麼是全膝人工關節置換手術。

對身體的負擔減到最少！

只在損傷部位做人工關節的「半膝關節置換手術」

我會依患者各自不同的膝蓋疼痛原因，和保守療法的成果、以及膝蓋韌帶的狀態等，來選擇適合的手術方法。

我希望我動的手術能將人的治癒能力發揮到最大程度，所以如果患者適合的話，我會推薦只將軟骨有受傷的內側關節換成人工關節的「半膝關節置換手術」。膝蓋正中間的前十字韌帶和後十字韌帶還留著的人，適合做半膝關節置換手術。

半膝關節置換手術的手術傷口很小，可以只留大約六～八公分的傷口。完全不用切開肌肉。膝蓋當中的四條韌帶能全部留下來。雖然有些人的前十字韌帶因受傷而漸漸有功能變差的情形，不過，在做了內側關節手術，矯正了O型腿，能走路之後，韌帶也會有恢復的機會。

做半膝關節置換手術最大的優點就是能保留前十字韌帶，這裡有可傳達「承受的張力」訊息給腦部的本體覺神經（proprioception），留下它很重要。

藉由本體覺神經，可以讓患者在術後感受到十字韌帶的張力拉扯，就算閉上眼睛，也能知道下肢往哪邊轉動。因為韌帶當中的神經留下來，才能自然的接收到感受。

將前十字韌帶切掉，膝蓋關節全部都置換成金屬的全膝關節置換手術，會造成神經要傳達給腦部的訊息消失，所以也有人會覺得自己的關節「雖然不會痛了，但好像絞鏈一樣」有種不對勁的感覺。所以，留下韌帶是很大的優點。

手術前

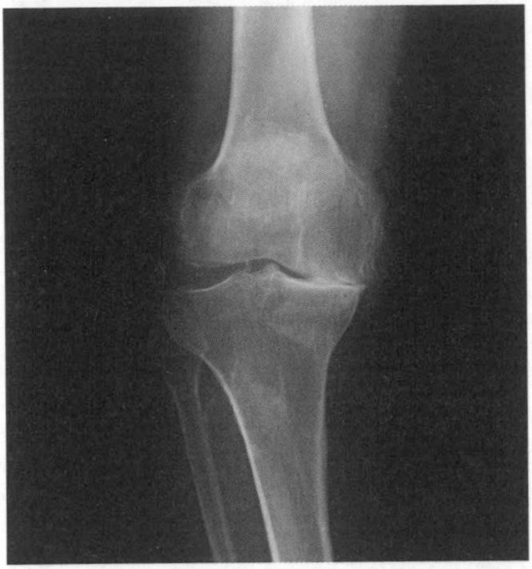

半膝關節置換手術後

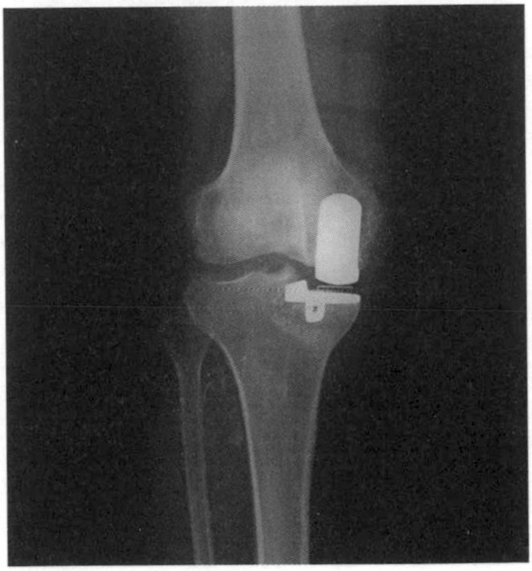

膝蓋的關節整個換成人工關節的「全膝關節置換手術」

若是屬於前十字韌帶已經斷了，不適合做半膝關節置換手術的人，或是因爲類風濕性關節炎造成整個關節（內側和外側）軟骨壞掉的人，這類的狀況會選擇做「全膝關節置換手術」。我們想出做全膝關節置換手術也不需切開肌肉的手術方法。這個手術方法和從髕骨周圍切開股四頭肌相比，膝蓋周圍的腫脹會比較輕微，恢復也會比較快。

即使前十字韌帶已經斷掉，還是靠吃止痛藥繼續走路的話，就會進展成退化性膝關節炎後期。脛骨會向前突出，平常不會承受體重的的脛骨後方，會開始負重，然後變成骨缺損。骨缺損嚴重的話，必須做骨移植，拿患者自己的骨頭來補，而且需要裝人工關節。

進展到後期的理由，就是因為前面說的「吃了止痛藥繼續走路」。還有因為不知道（不去做）「保守療法」。總之，好好的利用本書，不要讓病情進展到後期。

手術前

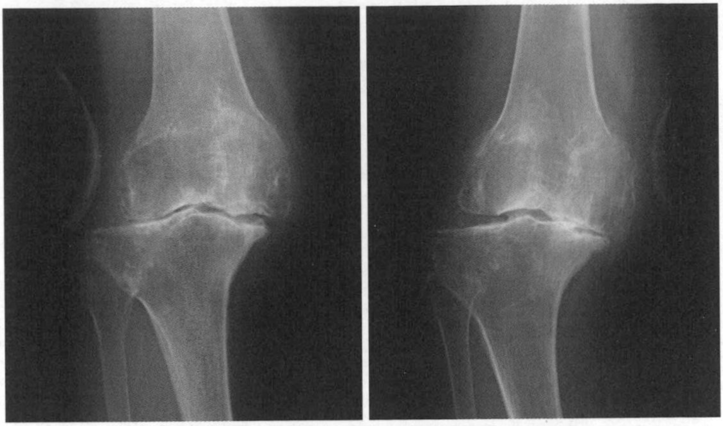

膝蓋的內側、外側兩邊的軟骨缺損

全膝關節置換手術後

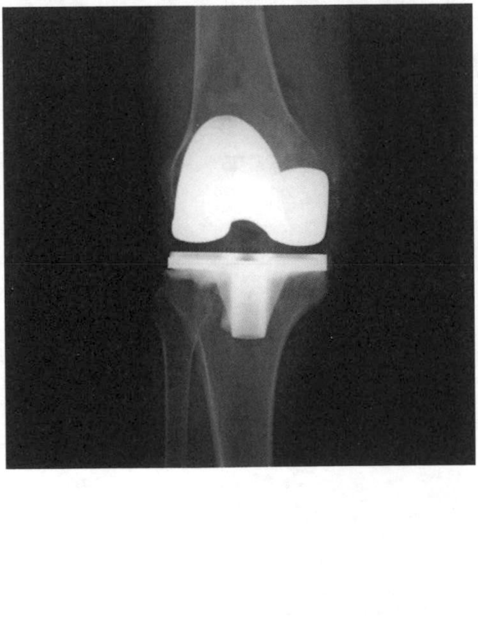

關於治療退化性膝關節炎的Q&A

Q 補充「軟骨素」這類的保健食品能增加軟骨嗎？

A 硫酸軟骨素（Chondroitin sulfate）的確是保護軟骨的一種成分。但它不會以原本的型態存在，而會去和蛋白質結合之後，存在於軟骨或皮膚的細胞中。不過，從我們的「嘴巴吃進去的食物」不管是什麼東西，都不會「按照原樣」被吸收利用。

簡單來說，以蛋白質為例，它會在胃裡消化一些之後，在十二指腸藉由消化酵素將它分解為胺基酸，再由小腸黏膜吸收。之後，藉著血液送到肝臟，再由肝臟酵素的化學反應生產出蛋白質，再次藉由血液運送到身體的各個部位。不過，軟骨因為沒有血管，所以無法直接送到軟骨。

並且，從二〇〇〇年開始，FDA（美國食品藥物管理局U.S. Food and Drug Administration）和其他國家也陸續否定硫酸軟骨素的口服效果。也就是說，就算吃了硫酸軟骨素，它也不會直接這樣被吸收而變成軟骨。其他口服攝取的軟骨成分也是這樣。

Q 我的主治醫生跟我說「早晚得動手術」。我需要再去問其他專業醫生的意見嗎？

A 其他專業醫生的意見非常重要！

所謂醫生的意見，就是那位醫生用他曾經歷過的症狀案例和結果來回答你——如果你從這種角度思考，觀點就會改變。這也是要再去問其他專業醫生意見的意思。因為我是以保守療法為主的醫生，所以我會跟還有可能性的人提議保守療法。如果是只動手術的醫生，應該就會要你「馬上動手術」吧。因為觀點完全不同，所以意見也會不同。

不要覺得一位醫生說了什麼，他說的就是最後的宣告了。治療的主角是你自己本身。多去聽幾位醫生對你的狀況所提出的看法，如果這位醫生無法說服你，就再去找第三個人、第四個人……為了能找出更接近自己實際狀況的正確答案，認真謹慎的選擇醫生沒什麼不好。

不過不要忘記，結果如何都是自己做出的選擇。相信自己並且做出選擇，自己負起責任。如果用這樣認真的態度去找，我想一定會遇到你應該遇到的醫生。

Q 全膝人工關節置換手術的壞處是什麼？

A 人工關節的材料是金屬，人工軟骨是醫療用聚乙烯（polyethylene）。不管哪一個，都是人工製品，所以壞處就是沒有血液會流動。因為沒有血液循環，所以沒有新陳代謝。金屬可以用一百年，不過聚乙烯目前的耐用年限大約是十五～二十五年。

即使吃了聚乙烯也不會有新陳代謝，所以磨損之後必須再更換。如果人生已來到長命百歲的時代，到了高齡時，還必須再次手術，對身體的負擔會很大。不過如果真的不適合做保守療法的話，我想應該不要去想聚乙烯的使用年限有多少年，趕快動手術，消除疼痛讓自己能走路才對。

Q 術後的風險為何？

A 報告指出約有一～二%的人有得到感染症的風險。也就是說，如果有一百位接受這種手術的人，約有二位有可能會引發感染症。

我們的皮膚和腸道裡有很多的細菌存在，有的對身體有好的作用，有的則相反會有不好的作用。平常，關節裡什麼細菌都沒有。

但是當我們的體力變差時，抵抗力就會變差，如此一來，身體某處的壞菌就會異常增多，連關節也會有細菌跑進來。因為要擊退壞菌需要血液中的白血球，而壞菌為了存活下來會躲到「幾乎沒有血液的金屬隱祕處」然後在那邊築巢。

人工關節這類的異物因為完全沒有血液，所以對壞菌來說是非常好的躲藏處。壞菌會避開有血流通的地方，躲在骨頭和人工關節之間，如此一來抗生素就會失去效用。因為抗生素也需要靠血液運送。到了這個地步時，就必須將膝蓋的人工關節拿掉。

所以如果在做完人工關節置換手術後，疑似有感染而發高燒的話，就必須在壞菌於體內散布之前給與抗生素點滴殺死細菌。如果跟醫生說「我有做人工關節置換手術」，醫生及早給與抗生素進行處置的話，很少會演變成嚴重事態。

另外，接受下肢手術的患者都會有的風險，就是血栓。由於做完手術的二～三天都會疼痛，所以很多人會不太活動一直躺在床上。如此一來，有可能會因為下肢肌肉的幫浦作用太少，造成腫脹，因而導致血栓的可能性。

Q 我右邊膝蓋非常疼痛。左邊雖然比右邊好一點，但也很痛。這樣的話是不是兩腿都動手術比較好？

A 我不會讓兩條腿同時動手術。因為從比較痛的那條腿開始治療，當它能走動時，另一條腿也可能就不痛了。

這是因為動過手術的那條腿變直了之後，它也變長了。之後，沒動手術的那條腿會稍稍比較不容易踩到地，所以有很多人在只做本書介紹的「擺盪小腿」和改變走路方式就不再疼痛了。

現在兩條腿已經都很痛的人，可能很難相信這個說法，不過因為手術什麼時候都能做，所以試看看只做會痛的那條腿的手術，自己感受看看。

對於那些努力做保守療法，改善姿勢和走路方法，減輕體重，提升大腿肌力的人來說更是如此，如果做保守療法有效就沒有做手術的必要了。

Q 聽說有人做了「半膝關節置換手術」之後，能再去滑雪，是眞的嗎？不管是誰都能再做這麼激烈的運動嗎？

A 這件事我在之前演講裡有提過。身為他的主治醫生，我跟他約定好「如果要做手術就要放棄激烈的運動（滑雪）」才幫他動手術的。基本上我不管對哪個患者都會說同樣的話。因為做運動的話，會讓人工軟骨很快就磨損掉了。

這件事我在之前演講裡有提過。身為他的主治醫生，我跟他約定好「如果要做手術就要放棄激烈的運動（滑雪）」才幫他動手術的。基本上我不管對哪個患者都會說同樣的話。因為做運動的話，會讓人工軟骨很快就磨損掉了。

Q 什麼是關節軟骨的再生醫療？

A 我確信在不久的未來，不再需要動手術裝人工關節的那天會到來。早晚，都會走向「再生醫療」，也就是用自己的幹細胞讓軟骨再生移植。

不過，目前膝蓋方面還沒辦法再生出可承受體重重量去走路的軟骨。現在的階段只發展到即使用了幹細胞，也只有抑止發炎的作用而已，為了未來的再生醫療仍必須繼續做「實驗」，目前仍在「臨床實驗」的階段，如果你想接受臨床實驗，保險不給付，所以需自費花三十萬日圓～一百萬日圓。如同前本書所寫，新的醫療當然很重要，不過當我一路看著懷抱著夢想，用光僅有的積蓄去做臨床實驗，最後卻得選擇別種治療方式的那些患者們，我就覺得辛酸。

它會從患者的脂肪取出幹細胞，或是從血液取出幹細胞，於身體外培養（增加數量）後，再放回膝蓋關節中。雖然幹細胞不像受精卵那樣全能，不過它具有可以成為各種細胞的可能性。所以會祈禱它可以分化成透明軟骨，再放回膝蓋關節內。只是放進去的幹細胞，首先，它無法剛好落在已消失的軟骨部位（支架的問題）。就算它可以剛好落在那裡，但可以分化成透明軟骨的因子至今仍未弄清楚，所以目前仍處在嘗試用各種因子和基因進行實驗的階段。

不久的將來就不用再把金屬這樣的異物放進身體裡，能夠減輕對身體的負擔。我一方面注意技術革新方面的資訊，一方面也很期待這天的到來。不過目前，仍在臨床實驗中，也有醫院做這門生意。我的患者當中也有幾位是在美容整型的地方做這個醫療，吃足了苦頭。這種事拿來當作買賣的生意，會讓自己的人生變得如何？誰也不知道吧。我感覺那樣的醫療，悖離醫道很遠。

我自己本身，會努力的在我目前的能力範圍內，正確的做好對身體最沒有負擔的治療方法。

結語

膝蓋關節的疼痛，就如同「翹翹板」一樣。

知道做了什麼事就會往不好的方向傾斜，就持續減少做那些事，知道什麼方法會往好的方向傾斜，就漸漸的多去做那些事。這個「一上一下」的結果，就能治好膝蓋。往好方向傾斜的方法就是「巽式．保守療法」，將保守療法想成是「自己去做、治好自己」，轉變成這樣的心態，然後去行動。不管復習幾次我都要再提，就是這四個保守療法。之後不要再做症狀治療喔！

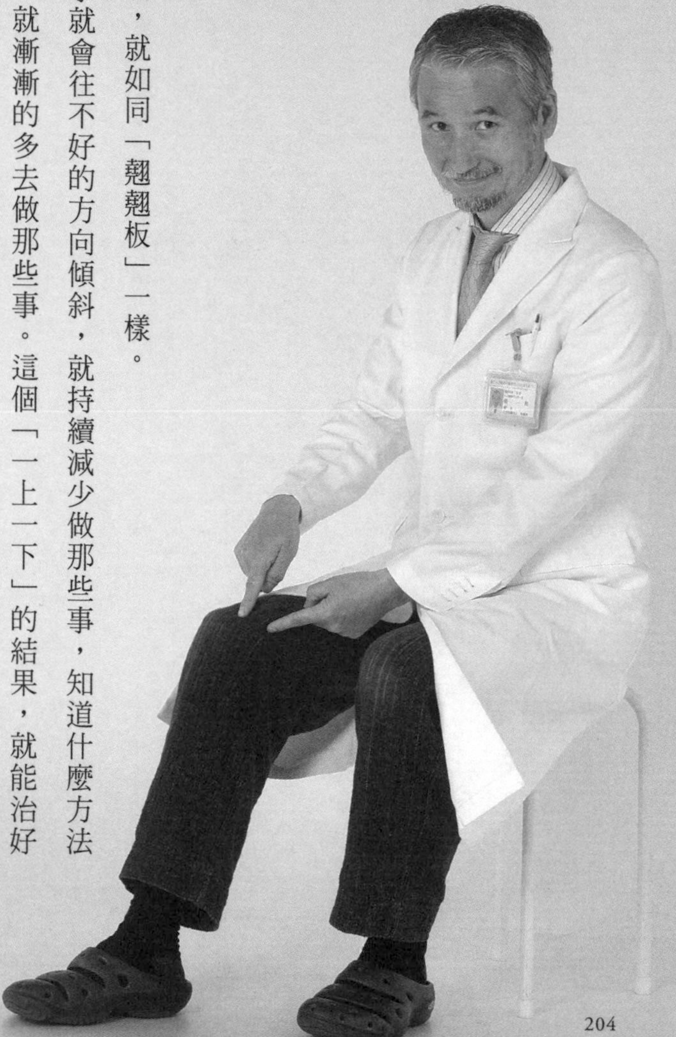

①早上起床去洗手間之前做擺盪小腿體操／有空就做擺盪小腿體操

②瘦回標準體重／建議可以一週斷食一天恢復到標準體重

③走路方法／O型腿的人要用大腿內側走路／X型腿的人要走一直線／治好之前要拄拐杖

④肌肉訓練／鍛鍊股四頭肌／也要鍛鍊腹肌和骨盆底肌群

最後我想告訴大家的就是，以自我為軸心去過生活的重要性。自己去理解、去做選擇、去實際行動。不要去做覺得「好像有點怪怪的？」覺得不太對勁的事。自己下的決定，自己就能接受那個結果。別人告訴你之後去做的結果就是，很容易會怪罪在別人頭上。以自我為軸心去過生活，是不會後悔的重要指南。

能接著《一百歲也能行走自如》，為大家再獻上本書，是我無比的喜悅。這都多虧有幫忙構成本書的下平貴子小姐，Sunmark 出版編輯部的橋口英惠小姐，還有其他幫助我的人。真的很謝謝你們。

由衷期望這本書，能對各位擁抱「精力充沛的百歲」有所貢獻。我的患者們，這些面對了自己的原因，克服了膝蓋痛、糖尿病、癌症的勇士們都跟我說「希望能傳達給更多人知道」。如果有人看了這本書之後，能建立自己的主軸，人生有所改變的話就太好了。

巽一郎

二〇二三年七月

用到100歲的膝蓋：
全世界最懂膝蓋的醫師，親身實證不動刀、不吃藥的膝關節自癒復活術

作者　巽一郎
譯者　郭玲莉
責任編輯　單春蘭
版面編排　江麗姿
封面設計　韓衣非
資深行銷　楊惠潔
行銷主任　辛政遠
通路經理　吳文龍
總編輯　姚蜀芸
副社長　黃錫鉉
總經理　吳濱伶
發行人　何飛鵬
出版　創意市集 Inno-Fair
城邦文化事業股份有限公司
發行　英屬蓋曼群島商家庭傳媒股份有限公司
城邦分公司
115台北市南港區昆陽街16號8樓

城邦讀書花園　http://www.cite.com.tw
客戶服務信箱　service@readingclub.com.tw
客戶服務專線　02-25007718、02-25007719
24小時傳眞　02-25001990、02-25001991
服務時間　週一至週五9:30-12:00，13:30-17:00
劃撥帳號　19863813　戶名：書虫股份有限公司
實體展售書店　115台北市南港區昆陽街16號5樓
※如有缺頁、破損，或需大量購書，都請與客服聯繫

香港發行所 城邦（香港）出版集團有限公司
香港九龍土瓜灣土瓜灣道86號
順聯工業大廈6樓A室
電話：(852) 25086231
傳眞：(852) 25789337
E-mail：hkcite@biznetvigator.com

馬新發行所 城邦（馬新）出版集團Cite (M) Sdn Bhd
41, Jalan Radin Anum, Bandar Baru Sri Petaling,
57000 Kuala Lumpur, Malaysia.
電話：(603)90563833
傳眞：(603)90576622
Email：services@cite.my

製版印刷　凱林彩印股份有限公司
初版 2 刷　2024年8月

ISBN　978-626-7336-98-4／
定價　新台幣380元
EISBN　9786267336953（EPUB）／
電子書定價　新台幣266元

Printed in Taiwan

※廠商合作、作者投稿、讀者意見回饋，請至：
創意市集粉專　https://www.facebook.com/innofair
創意市集信箱　ifbook@hmg.com.tw

國家圖書館出版品預行編目資料

用到100歲的膝蓋：全世界最懂膝蓋的醫師，親身實證不動刀、不吃藥的膝關節自癒復活術/巽一郎著；郭玲莉譯.
– 初版 – 臺北市；
創意市集．城邦文化出版／英屬蓋曼群島商家庭傳媒股份有限公司城邦分公司發行，2024.06
面；公分
譯自：100年ひざ
ISBN 978-626-7336-98-4（平裝）

1.CST: 膝痛 2.CST: 健康法 3.CST: 運動療法

416.618　　113005580